# KUNST HEUTE NR. 3

# Robert Rauschenberg

## im Gespräch mit Barbara Rose

Aus dem Amerikanischen
von Lothar Gorris

Kiepenheuer & Witsch

Titel der Originalausgabe *Rauschenberg*

Aus dem Amerikanischen von Lothar Gorris

Umschlag Wilfried Dickhoff, Köln
unter Verwendung eines Fotos der Galerie Leo Castelli, New York
Gesamtherstellung Clausen & Bosse, Leck
ISBN 3 462 02006 4

# EINLEITUNG

Robert Rauschenberg sitzt allein auf der Sonnenterrasse seines Holzstrandhauses auf der Insel Captiva in Florida und starrt auf eine Horde von Tümmlern, die sich im Golf von Mexiko tummelt. Wir haben uns mehrere Jahre nicht mehr gesehen, aber wir sind alte Freunde. Mir fällt auf, daß der Strand weggeschwemmt und die Insel bebaut worden ist, so daß das Land zwischen Haus und Druckerei, das Rauschenberg gehört, im Grunde genommen das einzige Stück Dschungel ist, das noch auf der Insel übriggeblieben ist. »Das hat sich verändert«, sage ich und betrachte das einfache Haus, in dem Rauschenberg in den letzten zwanzig Jahren gelebt hat und das trotz allem immer noch der gleich spärlich möblierte, bescheidene, aber gemütliche Ort ist, den ich von meinem letzten Besuch in Erinnerung habe. Das ist typisch für Rauschenberg, der bewußt die Veränderung zur Konstante in seiner Kunst gemacht hat. Obwohl seine Kunst wesentlichen technischen und stilistischen Modifikationen über fast drei Jahrzehnte, in denen er als professioneller Künstler gearbeitet hat, unterzogen wurde, gibt es immer noch einen Kern, einen Satz von Bildern, mit denen er sich persönlich identifiziert, und einen intensiven körperlichen Stil, der unauslöschlich alles als Rauschenberg markiert, was er in die Hände nimmt. Egal wie mechanisch die Mittel sind, mit denen er Bilder auf Leinwände bringt, die Formen, der Inhalt und der Stil bleiben charakteristisch und unverwechselbar seine eigenen. Im Zentrum dieses Wirbelsturms von Aktion und Veränderung, der kühn den Geist der Zeit einfängt, steht der Hauptzeuge: Robert Rauschenberg, der mit Shakespeares Worten »auf die Stürme schaut und ruhig bleibt«.

Als Dreh- und Angelpunkt in der post-abstrakt expressionistischen Kunst hat Rauschenberg gegenständliche Darstellung in den Kontext des Pinselstrichs des »action painting« eingeführt und die damalige Entwicklung der amerikanischen Kunst in Richtung reine Abstraktion herausgefordert, indem er die groben, körperlichen Gesten und den offenen, malerischen Stil der Abstrakten Expressionisten akzeptierte. Rauschenberg ist ein Radikaler wider Willen, aber sein Geist kritisiert den Status quo fundamental. Er scheint in dieser Oppositionshaltung gefesselt, wenn nicht sogar in ihr verdammt zu sein. Schließlich opponiert er sogar gegen sich selbst, als letzte Geste der Selbstkritik, die die Essenz des modernen Geistes in der Kunst ist. Seine Methode ist es, zwischen den beiden Polen der minimalen Enthaltsamkeit und des ausufernden, feiernden und blühenden Exzesses hin und her zu pendeln. Das waren die Extreme, die antithethischen Polaritäten, die er früh in seiner Karriere gesetzt hatte. Sein Stil hat sich entwickelt und verfeinert, aber diese Pole bleiben die äußeren Grenzen seines persönlichen Ausdrucks. Es scheint so, als ob er sich anfänglich so viel Territorium für Entdekkungen abgesteckt hat, daß er erst jetzt im Alter von 61 Jahren feststellt, daß er sich langsam selbst eingeholt hat.

Wie Velázquez, Rubens, Matisse oder de Kooning hat Rauschenberg nicht absichtlich Kunstgeschichte gemacht. Wie die Maler der New Yorker Schule, die er bewunderte, war er ein Aktivist, der sich der Spontanität und der Aktion verschrieben hat. Seine Innovationen entstanden aus dem Zwang heraus, experimentieren zu müssen, nicht aufgrund einer gewollten Strategie, die Aufmerksamkeit durch plump Neues erreichen wollte. Auch war er nie von destruktiven Anti-Kunst-Impulsen beeinflußt. Er hat nie versucht, den Wert der alten Meister zu verleugnen oder den ihrer Kunst, die er so liebte, daß er sie in seine eigenen Bilder einarbeitete. Obwohl seine Geste, ein de Kooning-Bild auszuradieren, als Schmähung interpretiert wurde, war es tatsächlich ein Akt der Hommage, wie er meinte, eine Herausforderung an die alte Ordnung, die Rauschenberg bewunderte, aber nicht imitieren wollte. Der ausradierte de Kooning trägt noch sichtbare Spuren von de Koonings Handschrift, ein Palimpsest der Vergangenheit und eine Bindung an die Tradition, genauso wie auch Rauschenbergs Arbeit den ursprünglichen Stempel des gestenreichen Stils des Abstrakten Expressionismus trägt.

Als amerikanischer Pragmatiker hat Rauschenberg die Ästhetik des »Action Painting« wörtlich genommen. Er glaubte, daß ein Künstler nicht nur seine eigene Leinwand aktivieren muß, sondern auch die Welt um sich herum. Aktion war für ihn nicht nur ein ästhetischer, sondern auch ein ethischer Imperativ, die Basis für seine eigene persönliche Moral. Als einer der letzten Künstler, die glauben, daß Kunst die Welt verändern kann, hat er sich immer der Aufgabe gestellt, seine Kunst dafür zu benutzen. Obwohl Florida sein Heimatort ist, reist er mit seinem letzten Projekt ROCI – Rauschenberg Overseas Culture Interchange, »Rocky« ausgesprochen – wie ein Nomade durch die Welt. ROCI ist eine sich ständig verändernde Ausstellung, ihr Ziel ist es, die Möglichkeit für einen Weltfrieden und Freundschaft zu verbessern. In diesen zynischen, nihilistischen und materialistischen Zeiten erscheint ein solches Ziel naiv. Dennoch hat sich Rauschenberg dafür entschieden, sich seinem Schicksal unschuldig zu unterwerfen und vielleicht lieber unrealisierbare Ziele zu verfolgen, als den Weg des geringeren Widerstandes zu gehen.

Die Abstrakten Expressionisten demolarisierte es, daß sie in einer Gesellschaft, die nicht besser geworden war, Erfolg hatten. Obwohl Rauschenbergs Kunst sehr populär ist, hat er es, vielleicht unbewußt, zustande gebracht, daß er bis heute gewissermaßen am Rande der New Yorker Szene zu Hause ist, und daß er immer noch Kunst macht, die für viele unakzeptabel ist. Obwohl er ein produktiver Drucker war, hatten seine Gemälde nie das Flache oder die leichte Zugänglichkeit der graphischen Kunst, die für die Pop- und Geo-Bilder so typisch ist. Seine Formen verschieben sich und verschwinden aus dem Blick, Licht- und Schattenwirkungen werden benutzt, genauso wie Farbe als Interaktion, um einen illusionistischen Raum zu schaffen. Dieser deutlich bildliche Raum ist anders als der der jüngsten amerikanischen Kunst, die so flach ist wie ein Pfannkuchen. Im Gegenteil, er erinnert an den vieldeutig sich verschiebenden Raum der alten Meister, denen Rauschenberg in seinen Gemälden huldigt. Daß er zu seinen Helden und Heldinnen steht, sowohl in als auch außerhalb der Kunst, stellt ihn auf eine eigene Stufe. Er macht nicht nur weiter große Gesten, er gibt seine Heldenverehrung schamlos zu. Aber wenn wir darüber nachdenken, der Weg zur Größe führt doch über die Erkenntnis, daß Größe beginnt, wenn man eingesteht, daß sie existiert; aber die neue Generation von Künstlern ist zu arrogant, um das zu erkennen.

Rauschenbergs gnadenlose Selbstkritik definiert ihn, genauso wie sein moralisches Bewußtsein, als einen unbedingt modernen Künstler. Seine Unruhe und seine Hingabe an wörtlich verstandene Aktion treiben ihn an. Er glaubt, daß man sich entweder immer weiter bewegt – ungeachtet der Konsequenzen – oder aber an dem tödlichen Blutstau der Negativität krepiert. Man hat ihn kritisiert, in seiner Kunst zu umfassend und zu demokratisch zu sein, weil er in Theateraufführungen der Judson Memorial Church Dance Group mitwirkte, Bühnenbilder und Kostüme für Merce Cunningham und nun Trisha Brown gemacht hat, sich mit Technologie beschäftigte und Kunst als ein Medium zu benutzen versuchte. Kurz gesagt, Rauschenberg macht für viele Leute einfach zu viel. Er hat zuviel Energie, seine Aktivitäten sind zu weitgestreut und sein Konzept zur Rolle der Kunst in der Welt ist viel zu ambitioniert. Außerdem noch ist er viel zu unberechenbar. Er paßt in keine Marketing-Strategien. Er macht zuviel Kunst und verschenkt zuviel davon. Sein Appetit und seine Energie sind unkontrollierbar. Sein heißblütiges Temperament ist viel zu romantisch für diese Eiszeit. Er wird viel zu leicht von dem abgelenkt, was um ihn herum passiert. Er ist unklassifizierbar, polymorph und veränderbar. Viele Künstler haben Lippenbekenntnisse darüber abgegeben, daß sie sich von der Kunstszene und deren Gebrauchswertorientierung lossagen. Mehr als jeder protestierende Konzeptualist oder selbsternannte Kunstrevolutionär hat Rauschenberg das alles auch gemacht. Sehr erfolgreich hat er es dennoch geschafft, nicht akzeptiert zu bleiben – keine unbedeutende Heldentat in einer Welt, die bereit ist, sich anzupassen und alles zu konsumieren. Was Rauschenberg gemacht hat, zeigt, daß er immer noch ein echter Erbe der Abstrakten Expressionisten ist. Er hat eine ganze Welt aus sich selbst heraus geschaffen und bezahlte den Preis der Isolation, den alle wirklich großen amerikanischen Künstler zu zahlen hatten, um ihre Zeitgenossen zu überragen.

Obwohl seine frühen Arbeiten auf dem Black Mountain College Minimal Art und Arte Povera aufgriffen, und er mit seiner Einführung von wiedererkennbaren Bildern die Pop Art möglich machte, ist Rauschenberg immer noch am ehesten im Kontext des Abstrakten Expressionismus zu verstehen. Seine Ambition und seine Persönlichkeit waren viel zu groß und verwirrt, seine Kunst viel zu schlampig und zu aufsässig, um auf eine andere Art und Weise verstanden zu werden.

Rauschenberg war der erste amerikanische Künstler, der sich ohne Scham für seine Bilder bei Reproduktionen bediente, dennoch waren seine Haltung und Techniken radikal anders, als die gegenwär-

tigen Bemühungen um »appropriated art«. Rauschenberg stiehlt nicht, er leiht, wie es die großen Meister immer getan haben, indem sie ältere Kunst paraphrasierten und nicht nachahmten. Und schließlich machen diese geliehenen Bilder Sinn als Elemente einer persönlichen Sprache. Sie wiederholen sich, werden miteinander kombiniert, vereint durch den gestenreichen Pinselstrich des Künstlers, der involviert bleibt und sich nicht von seiner Arbeit entfremdet hat. Zu den provokativsten Bildern im Vokabular von Rauschenberg gehört der leonardoeske Mann mit Flügeln. Nicht der lustige Schnäuzer von Mona Lisa, sondern Ikarus' Kühnheit und Kreativität werden in diesem Bild zitiert, genauso wie Leonardos Verpflichtung, Kunst und Wissenschaft zu verheiraten.
In diesem Interview erläutert Rauschenberg seine Absichten und die Quellen seiner Kunst auf eine Art und Weise, die zukünftigen Historikern hilfreich sein dürfte, die Rauschenberg sowohl als Wendepunkt in der amerikanischen Kunst wie auch als großem Innovator nach dem Abstrakten Expressionismus Rechnung tragen müssen. Für den Augenblick ist Rauschenberg viel zu sehr damit beschäftigt, die Welt zu verändern, damit sie nicht genügend Staub ansetzt, um ihn auf eine spezielle Kategorie, Gruppe oder Bewegung festnageln zu können.

# DAS INTERVIEW

BARBARA ROSE: Was war deine erste Begegnung mit Kunst?
ROBERT RAUSCHENBERG: Wahrscheinlich meine Kritzeleien im Schulbuch. Ich konnte nicht sehr gut lesen, und deswegen habe ich meine Zeit damit verbracht, die Seiten meines Schulbuchs vollzuzeichnen, anstatt zu lernen. Als ich bei der Navy war, habe ich mir auf einer meiner Reisen die (Henry E.) Huntington Library (San Marino, Kalifornien) angeschaut. Ich bin da durch den Kaktus-Garten in ein großes Gebäude gegangen, das sich als das Museum herausstellte, in dem die Bilder »Pinkie« und »Blue Boy« von Reynolds hingen. Das war überwältigend. Da wurde mir zum erstenmal klar, daß man Künstler sein kann.

Ich hätte »Pinkie« oder »Blue Boy« gar nicht als Kunstwerke betrachtet, hätte ich sie vorher nicht schon mal auf Spielkarten gesehen. Und ich sagte dann, mein Gott, das sind ja gar keine Karten!

BR: Wolltest du schon als Kind Künstler werden?
RR: Nein, zu glauben, man sei Künstler, so was gab es nicht in Port Arthur, Texas. Da war gar nicht dran zu denken. Meine größte

Entdeckung war schon, daß nicht alle Illustrationen in Zeitschriften Fotografien waren. Das war ein Durchbruch. Ich wußte immer, daß ich aus Port Arthur weg wollte. Ich mußte da weg, um überhaupt denken zu können. Es gibt so wenig Leute in Port Arthur, die jemals weiter gekommen sind als Beaumont, und das ist dann schon eine »Reise«. Die einzige andere Person, die ich kenne, die es aus Port Arthur rausgeschafft hat, ist Janis Joplin. Ich kannte sie, und sie war wirklich toll. Nachdem ich nach Captiva umgezogen war, um mir eine Druckerei einzurichten, habe ich meinen ersten lithographischen Druck »Little Janis« betitelt.

BR: Bist du religiös erzogen worden?

RR: Ich sollte eigentlich Prediger werden. Meine Familie gehörte der Church of Christ an. Die war viel strenger als zum Beispiel die Baptisten oder Methodisten.

BR: Bist du getauft worden?

RR: Ja, als Kind. Hinter dem Altar stand ein kleines Zementbekken. Ich hatte gerade schwimmen gelernt. Alle sangen. Der Prediger legte sein Taschentuch auf mein Gesicht und beugte mich zurück. Weil meine Mutter glaubte, daß ich für den Anlaß etwas Weißes tragen sollte, hatte ich ein weißes Seiden-T-Shirt an. Nein, ich glaube es war Kunstseide. Im Becken war es kalt, und auch draußen war es kalt, ganz besonders, wenn man naß war. Aber ich dachte mir, na ja gut, dann sollen sie alle mal stolz auf mich sein. So bin ich dann durch das Taufbecken *geschwommen*, anstatt zu den Stufen hinüberzugehen, um rauszusteigen!

Jeden Sonntag war ich in der Kirche und in der Sonntagsschule. Wir kamen nie vor halb eins, eins zurück. Dann hab ich mir immer die Zeitung geholt und mir die Witzseiten angeschaut, während ich mich darauf vorbereitete, den Hühnern den Hals umzudrehen. Man kann sich wohl vorstellen, daß mir das nicht leicht fiel. Im Sommer bin ich dann zum Bibel-Studium gefahren. Eine große Stunde hatte ich einmal, als ich die ganzen Frauen in der Kirche auf meine Seite brachte. Der Prediger zitierte eine Stelle in der Bibel, die lautete, es wäre besser, eine Jungfrau zu heiraten als eine Witwe. Und ich bin dann aufgestanden, habe meine Arme ausgebreitet und gesagt: »Warum? Da kann man doch nichts dafür, wenn man Witwe ist!«

BR: Wie alt warst du da?

RR: Ungefähr fünfzehn. Und was ist denn so toll daran, eine Jungfrau zu sein? Ich wußte gar nicht richtig, was das war. Das Gegenteil von einer Witwe. Wie konnte Gott so etwas sagen? Die Leute werden so doch einsam.

Als mir der Prediger erklärte, daß fast alles, was ich machte, eine Sünde war, ganz besonders das Tanzen, sagte ich ihm, daß ich gar nicht verstehen würde, was er gegen das Tanzen hat. Selbst in der Bibel wird getanzt. Das ist ein wichtiger Bestandteil des Lebens. Ich sagte ihm, daß ich mich nicht schuldig fühle, wenn ich tanze – wenn ich tanze, dann tanze ich eben. Und dann bekam ich eine Lektion erteilt: Wenn man dich dabei beobachtet, wie du dich vergnügst, könntest du andere ins Unglück bringen, und man könnte denken, du hast ganz andere Absichten. Danach bin ich dann aus der Kirche ausgetreten. Ich sagte mir, ich kann mir mein Leben nicht vorstellen, wenn ich mich, wann immer ich mich amüsiere, schlecht fühlen muß.

BR: Glaubst du, daß sich etwas von Port Arthur, Texas, auch in deiner Arbeit findet?

RR: Oh, bestimmt. Ein paar Moskitos. Ich glaube, es kommt in vielen Dingen durch – zum Beispiel, daß ich genausogut mit Brokat wie mit Lumpen arbeiten kann. Mir ist es egal, sehr viel oder nichts zu haben.

BR: Wie hast du dich zu einer so nonkonformistischen Persönlichkeit entwickelt? Was für eine Familie hattest du?

RR: Unsere Familie war sehr groß. Meine Mutter hatte fünf Schwestern und zwei Brüder; schon damals waren ein paar tot, und mittlerweile sind es noch ein paar mehr geworden. Und die hatten alle Kinder. Ich war immer schon sehr schüchtern. Die meiste Zeit habe ich damit verbracht, auf den höchsten Baum zu klettern.

Ich habe eine Schwester. Janet ist zehneinhalb Jahre jünger als ich. Mit ihr aufzuwachsen war alles andere als angenehm für mich, weil sie wirklich ein Satansbraten war. Sie hat mich jeden Morgen geweckt, indem sie mir mit einer Taschenlampe auf den Kopf geschlagen hat. So bin ich mehrere Jahre lang geweckt worden. Ich habe mich dann immer bei meinem Vater beschwert, aber der sagte mir nur: »Was soll das? Du kannst dich nicht gegen eine Fünfjährige wehren?«

BR: Sind deine Eltern zusammengeblieben?

RR: Bis mein Vater durch einen Herzanfall starb. Aber da war ich schon von zu Hause weggegangen.

BR: Du bist also in einer intakten Familie großgeworden. Du hattest keine Schwierigkeiten wegen anti-sozialen Verhaltens?

RR: Nein, dafür hatte ich zuviel mit der Kirche zu tun. Bis zur High School hatte ich überhaupt keine Zeit, irgendwelchen Ärger zu machen. Wir mußten immer rüber nach Orange/Texas fahren zum Showboat. Und an den anderen Wochenenden sind Buddy Lavendar und ich mit zwei Mädchen ausgegangen, wir tranken was zusammen, kotzten dann, aber das war schon alles. Ich bin der letzte, der heute frühzeitig von Parties nach Hause geht, aber damals war ich noch nicht mal auf Parties eingeladen.

BR: Glaubst du, daß deine religiöse Erziehung etwas mit deiner Nächstenliebe zu tun hat?

RR: Ich weiß nicht. Was ist wohl zuerst da? Ich glaube, daß ständige Einschüchterung einen Menschen sehr bescheiden macht. Und irgendwann wird das Ego ausgelöscht. Ich dachte damals, ich bin dumm – ich war Legastheniker. Meine Familie war zwar nicht reich und nicht sonderlich gebildet, aber ich hatte eine tolle Freundin. Sie lebt heute in Houston. Sie war nur meine Freundin geworden, weil sie auf die katholische Schule ging. Sie war Valediktinerin, ein sehr beliebtes Mädchen, sehr schön, und sie liebte es,

tanzen zu gehen! Und ich sah sie so oft es ging! Dann kam ihre Familie dahinter, wer ich war, und woher ich kam, und beendete die ganze Sache. Dann lief sie mit dem Erben von Wrigley auf und davon. 1947 war sie auf dem Cover von LIFE.
Zu der Zeit war ich auf dem Kunstinstitut von Kansas City. Irgend jemand las die Ausgabe in dem Bus, in dem ich nach Hause fuhr.
Ich hatte eine große Flaschendeckel-Sammlung. Jeder wollte mein Versteck herausbekommen. Wir haben oft darum Poker gespielt. Ich hatte ganze Kübel voller Flaschendeckel. Damals waren gerade die NeHi-Säfte neu auf dem Markt, und jede Geschmacksrichtung hatte andere sexy Beine auf dem Deckel. Grapefruit war rosa, Pfirsich. – NeHi gab es in mehr Sorten als Campbell Suppen, aber alle waren sehr süß. Die Deckel waren alle unterschiedlich und meine Freunde meinten, okay, ich biete dir fünf Schokos gegen einen Deckel. Ich war absolut unsozial. Beim Blinde-Kuh-Spiel versteckte ich mich so gut, daß ich mich, nachdem das Spiel bestimmt schon sechs Stunden vorbei war, immer noch ganz toll fand, weil mich niemand gefunden hatte. Und alle anderen waren schon längst zum Abendessen nach Hause gegangen!
BR: Wann hattest du dich entschieden, nicht Priester zu werden?
RR: Ich wollte statt dessen Tierarzt werden. Ich sollte auf die Universität von Texas in Austin gehen und dort Pharmazie studieren, weil das einer Tierarztausbildung am nächsten kam. Einen Grundsatz hatte ich nämlich, und der war, daß ich nie auf die Texas A&M gehen würde.
Ich ließ meine Familie entscheiden, was ich machen sollte. Eigentlich wollte ich nie auf die Uni gehen. Die gräßlichsten Tage, Stunden, Minuten, Sekunden, um nicht zu sagen Jahre meines Lebens hatte ich dann auf dem College. Ich war sehr schlecht. Ich war ein guter Junge, aber mit schlechten Noten. Weil ich Legastheniker war. Meine Eltern hatten Angst, daß ich eingezogen werden würde – der Zweite Weltkrieg hatte begonnen – und ich war sicher, so-

lange ich auf dem College war, aber da gut abzuschneiden, stand natürlich völlig außer Frage.
Nach drei Monaten auf der Texas Universität wurde ich rausgeschmissen, aber nicht wegen meiner Noten. Im Anatomiekurs weigerte ich mich, einen lebendigen Frosch zu sezieren. Ich dachte, reicht es nicht, wenn man nur einen Frosch seziert? Oder daß wir uns vielleicht nicht besser doch nur Bilder anschauen? Ich mußte zum Dekan, und auf dem Weg dahin öffnete ich ein Fenster und schmiß den Frosch raus. Das war es dann: Ich wurde rausgeschmissen.
Danach bekam ich einen Job in einem Drugstore. Das alles konnte ich natürlich nicht meinem Vater erzählen. Ich war ja sogar selbst mit ihm Frösche fangen gewesen, so was macht man oft da unten im Süden. Sie schmecken köstlich, und ich habe sie oft gegessen, aber das war etwas anderes. Ich hatte keine Ahnung, wie ich ihm das beibringen sollte, weil er es auch nur bis ins dritte Semester geschafft hatte, und er glaubte, daß der Mangel an Bildung der Grund für all seine Probleme war. Aber da war ich natürlich anderer Meinung.
BR: Was hat dein Vater gearbeitet?
RR: Er hat sich beim Elektrizitätswerk von unten hochgearbeitet, ohne Ingenieurabschluß oder so was. Und er hatte immer Angst vor dem neuen Schub von Hochschulabsolventen. Er glaubte, daß er seinen Job verlieren würde. Er grub Mastlöcher, aber er kannte das Land hier. So etwas Praktisches lernt man natürlich nicht auf dem College. Aber ich mußte ihm die Geschichte nie erzählen, weil ich eingezogen werden sollte. Ich mußte zurück nach Port Arthur, um von dort aus zusammen mit drei Bussen voll von Leuten nach Houston zu fahren. Ich war voll tauglich. Normalerweise wäre es mir peinlich gewesen, voll tauglich zu sein, aber damals war das in Ordnung, selbst wenn man eigentlich nicht zur Armee wollte.
BR: Du wolltest nicht gegen Hitler kämpfen?

RR: Ich war kein Soldat. Außerdem wußten wir in Port Arthur nicht so viel über Hitler. Wir wußten nur das, was uns Franklin D. Roosevelt von ihm erzählt hatte. Auf jeden Fall, nachdem ich gemustert worden war, mußte ich zu einer Befragung. Ich ging in einen Raum, und da waren ein Offizier der Armee und ein Offizier der Marine. Die fragten mich, was ich vorziehen würde, die Marine oder die Armee. Ich sagte, Armee. Warum? wurde ich gefragt. Nun, weil ich eigentlich weder in die Armee noch zur Marine will, aber weil alle im Bus zur Navy wollen, dachte ich mir, wenn ich mich für die Armee entscheide, macht das Platz für jemanden, der zur Marine will. Der Armee-Typ meinte dann: »Hört sich an, wie ein Fall für die Marine.« Alle anderen im Bus waren auf der Rückreise sehr deprimiert, weil sie nicht in die Marine gekommen waren. Meine Mutter nähte mir dann zu Hause ein hübsches Hawaii-Hemd, weil damals alle dachten, wir würden nach San Diego zur Grundausbildung kommen. Ich hatte also dieses kurzärmelige Hemd aus Kunstseide an, indem es einem weder zu heiß noch zu kalt werden kann. Ich stieg in meinen Zug, und weg waren wir. Nach fünf Tagen waren wir immer noch nicht angekommen, und es wurde immer kälter. Hätte ich am vierten Tag gewußt, was mir bevorstand, ich hätte Angst gehabt, aber es war ja eine geheime Kommando-Sache. Keiner wußte, wohin wir fahren und was wir dort machen sollten, und überhaupt »der Feind hört mit«. Mit dem Mut der Verzweiflung habe ich dann irgendwann ein Fenster geöffnet, bin rausgekrochen und in ein Textilgeschäft gerannt. Ich habe mir einen billigen Pullover gekauft und bin dann wieder zurück durchs Fenster gekrochen. Mir war immer noch kalt, aber nicht mehr ganz so schlimm. Ich wurde nach Farragut, Idaho, geschickt. Das war in den Bergen und sah aus wie in den Alpen. Alle Seen waren zugefroren. Ich habe dort gelernt, auf Eiswürfeln zu rudern! Im Camp Scott hatte ich einen guten Ruf. Vor allem, weil ich meine Kameraden für die Frauen und Freundinnen zu Hause gezeichnet habe.
BR: Was ging damals in dir vor?

RR: Ganz einfach Angst. Ich wußte gar nicht, was ich da eigentlich machte. Ich trug ein Gewehr. Es machte mir zwar nichts aus, meine Schuhe zu putzen, aber alles andere war wirklich schrecklich.

Ich bin dann schließlich neuropsychiatrischer Techniker geworden – so was wie ein Verbindungsglied zwischen Patient und Psychiater. In diesem Krieg wurde nämlich die Psychoanalyse entdeckt. Das wurde ein großes Ding damals. Man hörte auf, alle geistigen Abnormitäten als »Lagerkoller« zu bezeichnen. Statt dessen beschäftigte man sich mit diesen Dingen und entdeckte eine Menge neuer Krankheiten. Der Psychiater konnte viele unglaublich deprimierende Geschichten über diese wunderbaren jungen Leute erzählen.

Es gab viel zu viele Patienten für die wenigen Ärzte. Meine Aufgabe war es, mich mit den Leuten zusammenzusetzen und mit ihnen zu reden. Die Psychiater hatten mir gesagt, was ich mit ihnen machen und was ich sie fragen sollte. Ich hatte sehr viel Mitleid mit den Patienten. Meine persönlichen Schwierigkeiten hörten sich längst nicht so schlimm an wie ihre, aber ich glaube, wenn ein Psychiater meine Geschichte aufgeschrieben hätte, hätte ich ganz vorne gelegen.

BR: Wo war das?

RR: Zuerst in San Diego noch als Teil meiner Grundausbildung bei einer ziemlich üblen Einheit und danach im Camp Pendleton, dem Marine-Camp.

BR: Hört sich an wie »Einer flog über das Kuckucksnest«.

RR: Genau das war es. So etwas lag mir. In Pendleton gab es Tagesschwestern, die einfach entsetzlich waren. Ich glaube, nur jeder Zehnte, der mit denen zu tun hatte, war nicht sauer. Die waren nur gewöhnt, mit Mumps oder so was umzugehen. Das waren alles Offiziere, und das sollte man natürlich nie vergessen. Die meisten der Krankenschwestern waren Freiwillige (damals wurden noch keine Frauen eingezogen). Und man braucht schon eine gewisse

autoritäre Persönlichkeit, um mit dieser Rolle zurechtzukommen.
Eine der schwierigsten Aufgaben war es für mich, alle zur gleichen Zeit ins Bett zu bringen. Ich mußte mich um eine Menge Betten kümmern, und jeder einzelne Patient mußte für die Nacht ans Bett geschnallt werden. Mein Trick bestand darin, daß ich sie wetten ließ, auf wieviel Betten ich entlangbalancieren könnte, das waren so eiserne Bettgestelle. Ich sprang dann immer von Bett zu Bett. Sie gingen alle rechtzeitig ins Bett, um das mitzubekommen. Das war natürlich ein Geschrei: »Ich wette, heute fällt er auf das Bett Nummer 23.«
BR: Und die wetteten, auf welches Bett du fallen würdest?
RR: Ich habe immer an einem Ende begonnen. Es gab da keine Regelmäßigkeiten, ich habe das nie geplant. Es gab immer Gewinner und Verlierer, und alle hatten ziemlich viel Spaß. Ich habe mich nie verletzt, und am nächsten Morgen saßen sie beim Frühstück und haben sich ihre Wetten ausbezahlt.
BR: Wie bist du für diese Aufgabe ausgewählt worden?
RR: Ich war damals auf dem Ausbesserungs-Stützpunkt und galt dort als Exzentriker. Ich haßte es, in den Schlafräumen zu nächtigen. Ich hatte vorher nie mit mehr als fünf oder sechs Personen zu tun, außer in der Kirche, und das ist ja etwas völlig anderes. Ich wollte den Nachtdienst machen, damit ich tagsüber an den Balboa Strand gehen konnte. Ich habe auf einer Bank am Strand vor dem Coronado Hotel geschlafen, und deswegen hatte ich dann auch immer einen Sonnenbrand. Das Hotel war damals ziemlich heruntergekommen. Ich glaube, ich habe heute noch ein paar Fotos davon. Es ist sehr feudal und mittlerweile renoviert. Und ich habe also immer draußen in der Sonne geschlafen. Als dann einmal Eartha Kitt für einen Auftritt auf den Stützpunkt kam, wählten mich alle dort Stationierten aus, sie abzuholen, weil ich ein Weißer war und trotzdem eine dunklere Hautfarbe hatte als sie. Ihr hat das gefallen, weil sie eine Schwarze war und heller war als ich.

Ich glaube, ich wurde etwas abgesondert, weil ich als Einzelgänger galt. Der Hauptmann glaubte, daß es gut wäre, wenn ich mit Menschen zusammenarbeiten würde. Er konnte damals zwei zu einer neuropsychiatrischen Ausbildung schicken (der größte Teil davon fand auch in San Diego statt). Er fragte mich, ob ich das machen wollte, und ich sagte, klar. Ich meine, was soll's?

BR: Bist du während des ganzen Krieges dort geblieben?

RR: Ja. Ich wurde von Krankenhaus zu Krankenhaus weitergereicht. Und als ich auf die Bestätigung für diese neuropsychiatrische Sache wartete, wurde ich zu einer Tb-Einheit geschickt, Tb im Endstadium. Die frischesten Rekruten bekamen immer den besten Job. Ich erzählte denen, daß ich davon wirklich keine Ahnung hatte, außer daß drei meiner Großeltern schon an Tb gestorben waren. Ich hatte gehört, daß die Anlage zu Tb zwar vererbbar ist, nicht jedoch die Krankheit selbst. Das habe ich denen erzählt.
Meine Aufgabe bestand darin, die Leichen einzupacken, sie einzuschnüren, damit es kein Durcheinander in den Leichentaschen gab, und außerdem mußte ich sie auch ein letztes Mal baden – und zu dem Zeitpunkt ist die Ansteckungsgefahr besonders groß. Als dann die Krankenhausangestellten von der Tbc-Geschichte in meiner Familie hörten, waren sie erschüttert darüber, was für eine Aufgabe mir zugeteilt worden war. Aber ich machte es trotzdem. Wäre ich damals so reif gewesen wie heute, hätte ich gesagt, daß ich so etwas nicht mache. Aber das machte man damals nicht. Ich wurde dann in ein Rehabilitationslager in irgendeinem Kurort am Fuß der Berge von Big Bear geschickt. Das ist auch heute noch so ein schicker Kurort außerhalb von San Bernadino. Auf jeden Fall gab es dort Leute, die körperlich verkrüppelt waren – Leute, die wirklich im Krieg gewesen waren. Mit der psychiatrischen Sache hatte ich bis dahin noch nichts zu tun gehabt. Ich wurde gefragt, was ich denn hätte. Aber meine Geschichte machte nicht sonderlich viel her, und das war mir peinlich. Und schließlich habe ich dann darum gebeten, aus dem Luxushotel mit Zimmerservice und

allem in ein Einzelzimmer verlegt zu werden. In den Bergen brachen häufiger Brände aus, und manchmal war dadurch die Wasserversorgung unterbrochen. Ich wurde mit Zivilisten zur Arbeit an die frische Luft geschickt – falls meine Lunge infiziert worden wäre, hätten mir die Sonne und die körperliche Betätigung helfen können.

Ich stand jeden Morgen auf und ging in die Berge, um dort Leitungen zu legen. Dafür mußte man rauf in die Berge, da gab es fünfzig Meter tiefe Schluchten, und auf so etwas war ich natürlich auch nicht sonderlich scharf. Und rate mal, wer das lange Ende der Rohrleitung tragen mußte?

Ich habe übrigens auch jemandem das Leben gerettet. Der war ausgerutscht und hing am Felsen. Wie in einem Film. Und jeder, der so einen Film gesehen hat, glaube ich, denkt, daß man jemanden, der an einem Felsen hängt, nicht festhalten kann – aber wenn man nicht darüber nachdenkt, geht das! Ich glaube auch nicht, was man so in Filmen sieht, aber wenn man so etwas selbst erlebt, entwickelt man übernatürliche Kräfte.

Ich glaube, ich habe bestimmt eine der merkwürdigsten Marine-Karrieren hinter mir. Und ich kann immer noch nicht besonders gut schwimmen oder rudern! Und ich mag es auch nicht, von Kriegsschiffen runter ins Wasser zu springen.

BR: Und »Pinkie« oder »Blue Boy« hast du dann auf einem deiner Urlaube gesehen?

RR: Ja. Ich bin immer getrampt. Ich hatte keine Freunde. Ich war viel zu schüchtern. Wenn ich zwei Tage frei hatte und den Stützpunkt verlassen konnte, stellte ich mich an den Highway 101 und trampte die Hälfte meines Urlaubs in die eine Richtung, und dann bin ich rüber auf die andere Straßenseite und trampte zurück.

Manchmal habe ich in Los Angeles haltgemacht und bin ins Palladium gegangen. Die Nacht habe ich dann auf dem Highway verbracht. Das war die Zeit der Big Bands, und alle tanzten wie verrückt. Hunderte von hübschen Latino-Frauen und gute Musik. Glenn Miller, Woody Herman und so was.

BR: Was hast du nach dem Krieg gemacht?

RR: Die Leute, die nicht mehr gebraucht wurden, sind langsam ausgemustert worden. Aber man konnte nicht einfach sagen, okay, der Krieg ist vorbei, ihr könnt jetzt alle nach Hause gehen, wir machen jetzt zu. Ganz besonders in den Krankenhäusern, wo die Leute im wahrsten Sinne des Wortes nicht nach Hause gehen konnten, weil sie noch nicht gesund waren. Zu guter Letzt waren wir so unterbesetzt, daß ich mich zusammen mit einem Arzt – der gleichzeitig auch noch eine andere Einheit mit drei Abteilungen versorgen mußte – um drei Abteilungen kümmerte. Und weil ich medizinisch ausgebildet worden war, wurde mir wieder ein besonders kritischer Bereich zugewiesen – spinale Meningitis im Endstadium. Falls jemand mitten in der Nacht einen Anfall hatte, mußte ich darauf achten, daß sie sich nicht verkrampften und sich ihre Knochen brachen. Es deprimierte mich, wieviel Arbeit mit den hoffnungslosen und den normalen Patienten immer noch zu erledigen war.

Als ich dann entlassen wurde, bin ich erst mal für eine Weile weggegangen – übrigens wieder so etwas, wonach mich meine Eltern netterweise nie gefragt haben. Freunde von uns hatten eine kleine Hütte an einem Fluß, eine Fischerhütte. Das war ungefähr siebzig oder achtzig Meilen außerhalb von Port Arthur. Man mußte zehn Meilen bis zum nächsten Lebensmittelladen gehen. Ich bin da einfach hingegangen, um mich etwas auszuruhen. Während der Zeit in der Navy hatte ich mich entschieden, im Psycho-Bereich weiterzuarbeiten. Aber dann war mir klar, daß mich das zu sehr mitnahm. Es ist etwas anderes, mit einer Konservendose zu reden als mit Patienten, die dir jedesmal das Herz brechen. Und das heißt auch mit der Frustration umzugehen, daß man es nicht schafft, die Welt zu verändern, damit so etwas nicht mehr passiert. Es ist schon schwierig genug, selbst Kinder zu haben, aber zumindest sind das die eigenen, und man hat nicht überfüllte Abteilungen, um die man sich kümmern muß. Ich bin also erst mal da rausgefahren und habe mich auch zweimal zum Lebensmittelladen durchgeschlagen; ich habe da absolut nichts gemacht, glaube ich, außer meinen Aku wieder aufzuladen. Irgendwann fühlte ich mich wieder stark genug, um zurückgehen; aber mir war auch klar, daß ich aus Port Arthur weg mußte.

BR: Wie bist du dann schließlich aus Port Arthur weggekommen?

RR: Der Ort, den ich am besten kannte, und das gilt wohl auch jetzt noch, war nicht New York, sondern Los Angeles. Ich mochte es auch damals schon. Da ich nicht in Port Arthur bleiben wollte, wo konnte ich hingehen? Los Angeles, dachte ich mir. Ich kannte dort ein paar Arbeitskollegen, zwar nicht sonderlich gut, aber gut genug, um sie anzurufen. Ich habe sie darum gebeten, bei mir zu Hause anzurufen, wenn meine Eltern da sind, und mir einen Job anzubieten. Warum ich meine Eltern nicht einfach angelogen habe, weiß ich gar nicht. Auf jeden Fall habe ich die Stadt dann sofort verlassen.

In Los Angeles hatte ich verschiedene Jobs. Als erstes habe ich meinen Job als Zeichner bei irgendeiner Zeitung in Westwood verloren. Ich mußte ein Brot zeichnen, was normalerweise jeder Idiot in dreißig Sekunden machen konnte. Das sollte eine Anzeige für irgendein Lebensmittelgeschäft sein oder so was. Ich habe dafür eine Woche gebraucht. Den Job war ich also los. Bei meinem nächsten Job mußte ich Badeanzüge verpacken. Ich habe da ein Mädchen kennengelernt, die eine der Design-Assistentinnen war. Sie wurde eine meiner besten Freunde. Sie ermutigte mich immer wieder, Künstler zu werden, was immer das auch war. Dann wurde in Kansas City ihre Mutter krank. Ich wollte nicht, daß sie mich verläßt, und wollte mit ihr gehen. Sie sagte, daß sie versuchen wollte, mich auf dem Kansas City Art Institute unterzubringen, und sie schaffte es. Das war also der Anfang.

BR: Da haben viele Leute angefangen – Bob Morris und Don Judd...
RR: Thomas Hart Benton und Jackson Pollock.
BR: Wie lang hast du dort studiert?
RR: Ich glaube, ungefähr ein Jahr. Ich hatte fünf andere Jobs und ging auf die Abendschule. Ich machte ein paar Schaufensterdekorationen für so ein kleines, schickes Geschäft, weil die Frau, die das normalerweise machte, schwanger war. Ihr Chef wohnte in einem Haus von Frank Lloyd Wright und war ein echtes Scheusal. Hätte er herausbekommen, daß sie schwanger war, hätte er sie bestimmt gefeuert. Und während er auf einer Europareise war, habe ich die Arbeit für sie gemacht. Und erst nach seiner Rückkehr verlor sie ihren Job. Aber da hatte sie schon ihr Baby.
In Kansas City habe ich übrigens auch meinen Namen geändert. Mein Name war Ernest Milton Rauschenberg. Meine Mutter nannte mich Milton, weil mein Vater auch Ernest hieß. Milton war der Name eines ehemaligen Freundes meiner Mutter. Es paßte mir nicht, nach ihrem alten Freund benannt worden zu sein, bis ich dann erfuhr, daß das eigentlich ein Schauspieler war, den sie gar nicht persönlich kannte. Als ich in Kansas City ankam, mußte ich ziemlich lange in einem Café warten. Es war zwei Uhr morgens, und ich konnte Pat, meine Freundin, nicht anrufen, weil ihre Mutter krank war. Deswegen saß ich also im Café, vollgepumpt mit Kaffee, und dachte über mich selbst nach. Ich habe damals noch nicht getrunken, sonst wäre ich vielleicht gar kein Künstler geworden, und ich würde immer noch Milton heißen.
BR: Und warum Bob?
RR: Ich hatte Stift und Papier und habe einfach die geläufigsten Namen, die mir einfielen, aufgeschrieben. Dann überlegte ich mir, wie viele Bobs ich kannte und wie viele Toms und Jerrys. Ich habe mich für Bob entschieden, weil mir da mehr einfielen als von allen anderen.
BR: Robert Rauschenberg klingt wunderbar.

RR: Zuerst war es nur Bob. Und als dann alle glaubten, daß mein richtiger Name Bob war, wurde ich auch Robert genannt.
BR: Was steht in deinem Paß?
RR: Ich glaube Robert Milton Rauschenberg. Aber unterzeichnet ist er nur mit Robert.
BR: Hast du deinen Namen ganz offiziell geändert?
RR: Das ist bei Vornamen nicht nötig. Das macht man einfach und bekommt einen neuen Führerschein, das ist alles.
BR: In Kansas City wurdest du also Bob.
RR: Das war eigentlich der Beginn meiner Karriere als Künstler. Da war ich noch sehr naiv – nein, wohl nicht naiv, einfach langsam, viel zu langsam. Ich war damals zwanzig Jahre hinter der Zeit und glaubte, daß man immer noch nach Paris gehen mußte, um Künstler zu werden.
BR: Du hast geglaubt, daß man nach Paris gehen muß, um Künstler zu sein?
RR: Ja. Ich ging rüber und meldete mich bei mehreren Schulen an. Das muß 1947 oder 1948 gewesen sein.
BR: Auf GI-Kosten?
RR: Ja. Ich habe ein paar Schulen ausprobiert – Grande Chaumière und Académie Julien. Ich mochte das nicht, womit sich die Franzosen beschäftigten. Die redeten alle so ein überzogenes Kauderwelsch. Ich war damals einfach noch nicht weit genug, und das machte mich dann immun gegen all das, was bezüglich der Realisten oder Jung und Freud und Symbolismus herbeizitiert wurde. Da stand man im Schatten von wahren Giganten. Während der wenigen Jahre mit Picasso und Matisse war der Schatten unbeschreiblich groß. Die meiste Zeit verbrachte ich damit, in die Museen zu gehen oder auf der Straße zu malen. Zum erstenmal in meinem Leben hatte ich genug Zeit. In Kansas City fehlte mir die Zeit, in Museen zu gehen, weil ich laufend irgendwelche Jobs hatte.
BR: Wo hast du in Paris gewohnt? Wen hast du dort kennengelernt?

RR: In Paris habe ich meine Frau Sue kennengelernt. Sie war auf derselben Schule wie ich. Wir haben uns das erst Jahre später gesagt, aber sie glaubte, daß ich der einzige dort war, der noch schlechter war als sie – und ich dachte von ihr das gleiche! Da war ich mir sicher. Deswegen wurden wir gute Freunde. Wir wohnten im selben Hotel, ganz in der Nähe vom Boulevard Raspail. Wir sind dann auch zusammen wieder zurück in die USA gegangen und dort auf das Black Mountain College.

BR: Hast du in Paris Aktzeichnen gemacht?

RR: Ja, ein bißchen. Meine Mutter hat das immer übermalt, wenn ich es nach Hause geschickt habe, weil die Modelle keine Unterwäsche trugen. Sie hatte einfach Haushaltsfarbe genommen und darübergemalt – sie hat sogar Unterhosen mit Spitzen gemacht. So ernst nahm sie das. Als ich dann nach Hause kam, ich bin mit dem Auto gefahren, niemand wußte also, wann ich ankommen würde, war niemand zu Hause, und so habe ich dann ein bißchen in der Garage rumgeschnüffelt. Inzwischen hatte ich genug Erfahrung, um zu glauben, daß diese Bilder, die ich so schrecklich fand, als ich sie gemalt hatte, etwas Befreiendes hatten. Aber davon war nichts mehr zu spüren, weil meine Mutter Unterwäsche drübergemalt hatte! Ich dachte, das wäre meine Schwester gewesen. Als meine Mutter nach Hause kam, sagte ich zu ihr, daß das einer der schlimmsten Augenblicke meines Lebens sei. Ich habe Janet sehr geliebt, aber in meinen Augen hatte sie wirklich etwas Schreckliches getan, und ich konnte einfach nicht glauben, daß sie so einen kranken Geist hatte. Meine Mutter fragte mich, was Janet denn gemacht hätte. Ich erzählte meiner Mutter, daß sie meine Akte, die Teil meines Studiums waren, mit Unterwäsche übermalt hätte und daß sie nichts Schlimmeres hätte machen können. Aber ich wüßte nicht, wie ich das meiner Schwester sagen könnte. Sie wäre ja noch ein Teenager, und ich wollte ihr nicht das Herz brechen. Dann sah ich, wie meine Mutter grün anlief.

BR: Hast du in Paris etwas über Kunst gelernt, oder war der Aufenthalt dort nur ein Schritt zum Erwachsenwerden?
RR: Ich wußte, daß ich mich aktiv um eine Art von Kontrolle oder Technik kümmern mußte, um das Beste aus meinen Möglichkeiten zu machen – es war notwendig, daß ich mich geistig und körperlich weiterentwickelte. Ich war damals sehr unerfahren, weil ich mich einfach nur um mein persönliches Wohlbefinden kümmerte. Aber ich wußte, worauf das hinauslaufen sollte. Wenigstens war ich klug genug, das zu wissen.
BR: Wie hast du von Black Mountain gehört?
RR: Aus dem *Time* Magazine. Und Sue hatte auch davon gehört. Der Artikel in *Time*, sagte, daß Josef Albers einer der strengsten Lehrer der Welt war.
Ich hätte damals einfach nur weiter mit meinen Händen malen können, glaube ich, und immer weiter Mist gemacht, weil ich das Malen wirklich liebte. Ich glaube, bei mir entwickelte sich gerade ein Gefühl für meinen eigenen Körper, und deswegen mußte ich mit meinen Händen malen. Ich konnte es nicht ertragen, daß ein Pinsel zwischen mir und der Leinwand war. Und natürlich säuberte ich auch meine »Pinsel«, meine Hände, an meiner Kleidung.
In der *Time* hatte ich gelesen, daß Albers vom Bauhaus kam. Ich hatte damals noch keine Ahnung, was das Bauhaus war. Was immer er mir auch beibrachte, ich versuchte verzweifelt, mit ihm zusammenzuarbeiten und zu lernen. Aber was er mir beibrachte, war genau das Gegenteil von dem, was ich eigentlich hätte lernen sollen. Ich behielt meine Zuneigung für die Materialien und den körperlichen Aspekt der Kunst. Er sagte mehrmals am Tag »Kunst ist Schwindel«. Die »White Paintings« zum Beispiel waren das direkte Ergebnis seiner Schule. Er brachte mir soviel Respekt für all die Farben bei, daß ich Jahre brauchte, um mehr als zwei Farben auf einmal benutzen zu können. Ich hatte keine Ahnung, welche ich »schwindelte«.
BR: Wer war sonst noch auf Black Mountain?

RR: Ben Shahn und [Robert] Motherwell. Und auch Bill de Kooning.

BR: Hast du mit den anderen geredet? Hast du bei irgend jemand anderem studiert als bei Albers?

RR: Ich habe bei Jack Tworkow studiert, aber ich war nie in seiner Klasse. Ich war überhaupt nie in irgendeiner festen Klasse. Alle waren neidisch auf mich, weil ich mich schon gut mit Franz Kline und Aaron Sissking verstanden habe. Ich hatte kein Loft in New York, und deswegen war Black Mountain ein guter Ort zum Arbeiten. Buckminster Fuller zum Beispiel kam öfter vorbei und redete ununterbrochen sechsunddreißig Stunden, und jeder fand das sehr aufregend. Merce Cunningham und John Cage waren auch da. Das Noh-Stück war das einzige von dem, was ich gemacht habe, das Albers wirklich gefiel.

BR: Woher wußtest du denn, worum es beim Noh Theater ging?

RR: Das hat mir jemand erzählt. Das war dort eine einzige gegenseitige Befruchtung. Darum war es so vielfältig. Wie später die Judson Gruppe. Jemand brauchte dich für eine Arbeit, und man konnte sich einfach nicht verweigern. Man mußte es machen, weil man gebraucht wurde. Die persönlichen Vorlieben spielten dabei überhaupt keine Rolle. Man konnte einfach nicht egoistisch und destruktiv sein und jemanden daran hindern, etwas zu schaffen oder an etwas zu scheitern – egal woran.

BR: Wie lange warst du auf Black Mountain?

RR: Insgesamt glaube ich, fast fünf Jahre. Aber ich bin immer wieder auf Reisen gegangen. Ich fuhr nach Afrika und kam zurück auf die Schule. Ich fuhr nach Kuba und kam zurück.

BR: War das immer noch auf GI-Kosten?

RR: Nein, nicht mehr. Tatsächlich schuldete ich der Schule für drei Jahre Studium, inklusive Zimmer und Verpflegung ungefähr 134 $, und das hatte ich damals noch nicht bezahlt. Es gab dort ein Staffelsystem, wo jeder soviel zahlte, wie er konnte. Ein paar Leute zahlten 5000 Dollar pro Jahr.

BR: Wann hast du Sue geheiratet?

RR: Sue und ich waren da schon in New York auf der Art Students League. Da haben wir auch Cy Twombly kennengelernt. Wir haben bei ihren Eltern in Connecticut geheiratet. Christopher, unser Sohn wurde dort geboren, und wir sind dann zurück auf das Black Mountain College gegangen.

BR: Du hast doch, glaube ich, einmal gesagt, daß du deinen Sohn immer in einem Korb mit dir rumgetragen hast?

RR: Wir haben ihn überall hin mitgenommen. Er hatte einen schlimmen Darmkatarrh. Es blieb uns gar nichts anderes übrig, als mit ihm wach zu bleiben. Das einzige, was wir machen konnten, um Christopher ruhigzustellen, war, mit ihm Auto zu fahren – nur Susan fuhr kein Auto (und ich glaube, sie fährt auch heute noch nicht). Auf jeden Fall, sobald man den Motor startete, hielt er den Mund. Und man dachte, okay, jetzt ist er eingeschlafen. Aber man weiß ja, wie so was ist, wenn man ihn dann ganz vorsichtig und leise aus dem Auto genommen hatte... und... wääääh... schon fing er wieder an!

BR: Warum hast du ein Röntgenbild von Sue auf Blaupausen-Papier gemacht?

RR: Das ist kein Röntgenbild, sondern eine Blaupause, und außerdem ist das Pat – das Mädchen aus Kansas City. Pat war nach New York gegangen und hatte dort einen Repräsentanten der UN geheiratet. In der Hochzeitsnacht zog er sich ein großes schwarzes Cape über den Kopf, verschwand in den Suburbs von New Jersey und als er zurückkam, versuchte er, sie umzubringen. Sie hatte sich in ihn verliebt, weil er ihr monatelang jeden Tag Blumen gebracht hatte. Dann war sie also bei uns zu Hause und kroch auf allen vieren auf dem Boden. Sie war eine starke, große, schöne Frau und wollte nicht von draußen gesehen werden, weil er wahrscheinlich nach ihr suchte. Ich war einer ihrer Zeugen bei ihrem Scheidungstermin vor Gericht, um alles zu bestätigen, was sie aussagte.

BR: Warum hast du die Blaupause gemacht?

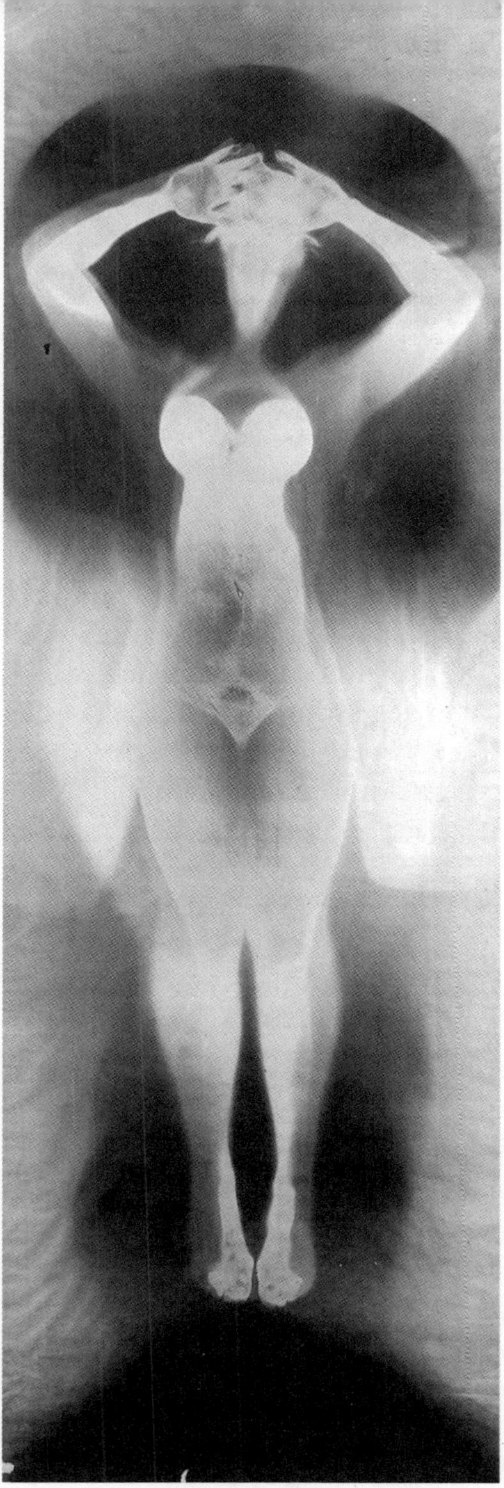

Weibliche Figur, 1949

RR: Sie war nun mal da und hatte einen schönen Körper.
BR: Warum hast du diese Blaupausen überhaupt gemacht?
RR: Zuerst haben Sue und ich Kindern gezeigt, was sie mit Blättern, Knöpfen und so was machen konnten, wenn man sie auf lichtempfindliches Papier legt. Wir spielten einfach nur mit den Kindern. Das konnte man überall machen. Wie Fotografie. Wir haben ihnen gezeigt, wie man selbst Drucke macht und so was, ohne sie damit zu langweilen. Irgendwann wurden die Sachen im Format größer und größer.
BR: Hat dich Albers unterdrückt?
RR: Völlig eingeschüchtert, beschimpft. Vor der Klasse hat er Sachen gesagt wie »Ich will gar nicht wissen, wer das gemacht hat.« Und natürlich drehten sich alle in der Klasse um – es waren ja kleine Klassen – und schauten mich an. Das warst schon wieder du, Bob.
BR: Was die Deutschen ja auch mitgebracht haben, war ihr Sinn für Hygiene. Aber selbst deine sauberen Arbeiten sind ziemlich schmutzig.
RR: Das hat er auch gesagt. Ich habe immer mit Handschuhen gearbeitet. Aber selbst wenn irgend jemand anders das Kleben gemacht hätte, wäre es immer noch dreckig gewesen.
BR: Aber Tatsache ist doch, daß du, weil du so lange studiert hast, und schon so lange Künstler bist, das jetzt alles automatisch machst. Wenn zum Beispiel Pollock ein *Drip Painting* malte, war es doch egal, daß er sein ganzes Leben lang alte Meister kopiert hatte, weil das dann schon Teil seines visuellen Gedächtnisses war.
In Albers' Klasse wurde viel nach der Natur gemalt. Hast du für so etwas Talent?
RR: Ich zeichnete alles, was mir vor die Augen kam. Versuchte immer besser und besser zu werden. Albers hatte ganz pure Vorstellungen: Keine Schatten, keine Ausradierungen und ganz wenig Linien.

BR: Hört sich an, als würde Ellsworth Kelly dabei rauskommen.
RR: Früher als Kelly – Matisse vielleicht. Erst als ich dann rausgefunden habe, was er wollte, konnte ich ihn zufriedenstellen. Einer von Albers Lieblingsgegenständen für die Zeichenklasse war ein Metallkrug, ohne eine einzige gerade Linie. Und für die Wasserfarben-Klasse (die Klasse hieß »Farbe«) ließ er Tontöpfe benutzen – und du weißt, wie Ton die Farben absorbiert, egal wie sehr man sich bemüht, mit den Farben Formen hervorzuheben. Was er wollte, war also Cézanne. Aber warum hat er das nicht gesagt? Ich wäre ein guter Student gewesen. Hätte die Sache direkt von Anfang an richtig machen können. Also... du willst Matisse beim Zeichnen und Cézanne bei den Wasserfarben? Okay, kein Problem, das kriegst du.
Albers hatte mich eingeschüchtert, aber dennoch war das irgendwie aufregend, weil es so fremd war. Sein Naturell und das, was er von mir wollte, entsprachen überhaupt nicht meinem Naturell. Aber ich habe ja bei ihm studiert, weil ich wußte, daß ich nicht der Maler werden wollte, der ich geworden wäre, wäre ich weiter in Paris Straßenmaler geblieben. Ich hätte schon längst keine Kleider mehr am Leib, wäre immer noch ohne Perspektive, und mein Talent wäre kaum entwickelt. Ich war sehr stark emotional auf Farben und das, was man damit verbindet, fixiert. Es war wie ein Ausbruch jahrelang unterdrückter Gefühle. Aber Gefühle machen nicht notwendigerweise auch gute Kunst. Man kann gute Kunst schneller ohne Gefühle machen als irgendeine Kunst, die auf Gefühlen basiert. Auf Black Mountain hat John Cage etwas gemacht, was Historiker wohl als das erste Happening bezeichnen würden: Merce Cunningham war da. M. C. Richard las Gedichte. Ich hatte gerade zwei oder drei meiner weißen Bilder fertig gemacht, und ich hatte so ein altes Edison-Grammophon mit zwei kleinen Wachszylindern – eins der ersten Abspielgeräte überhaupt. Mein Einsatz kam auf die Sekunde genau, und John war sehr stolz auf mich. Wir

organisierten das nach einem Abendessen und hielten uns genau an das, was John uns gesagt hatte. Das war eins der ersten Theaterstücke, die ich je gemacht habe, mal abgesehen von dem Noh-Stück, von dem ich dir schon erzählt habe.
Die Atmosphäre auf Black Mountain war sehr frei – *außer* beim Malen. In den visuellen Künsten herrschte Diziplin und Kontrolle – und Kontrolle der Kontrolle. Es gab sogar eine Art Polizei auf Black Mountain. Albers hatte den Hauptschlüssel zum Atelier, aber Sue und ich hatten auch einen. Wir hatten dort ein Atelier und noch ein anderes, das aber inoffiziell war. Ich spielte den Müllmann, weil ich gerne mit dem Lkw fuhr. Ich durchstöberte den Abfall der anderen Leute und nahm mir das, was wir gebrauchen konnten. Wie die Polizei. Albers machte Kontrollen, um zu sehen, ob man auch arbeitete, und wenn man arbeitete, woran man arbeitete. Alles, was nicht ein Projekt für den Kurs war, galt als subversiv.
Ich habe John Cage auf Black Mountain kennengelernt. Ich glaube, das war 1949 oder 1950. Cage hatte mein Denken sehr stark beeinflußt. Er gestattete mir, mir meine eigenen Gedanken zu machen, und er gestattete mir als einziger, sie zu Ende zu denken. Und wann immer ich das machte, fragte ich mich gleichzeitig, ob John dadurch vielleicht das Interesse an mir verlieren könnte, aber das war ein unvermeidbares Risiko. In jeder Beziehung zu anderen Menschen muß man doch sich selbst immer mehr vertrauen als irgendeinem anderen.
John Cage versuchte mir Marshall MacLuhan vorzulesen, und ich sagte: »Das ist grob vereinfacht.« Dann habe ich irgendwann MacLuhan persönlich kennengelernt, und es stellte sich heraus, daß er einfach weder die Menschen noch die Gesellschaft, in der er lebte, mochte. Wie konnte er so außerhalb der Gesellschaft stehen und so grundlegend kritisch sein? Das ist auch einer der Gründe, warum ich etwas gegen Abstrakten Expressionismus habe.
BR: Und dann bist du auf die Arts Student League gegangen?

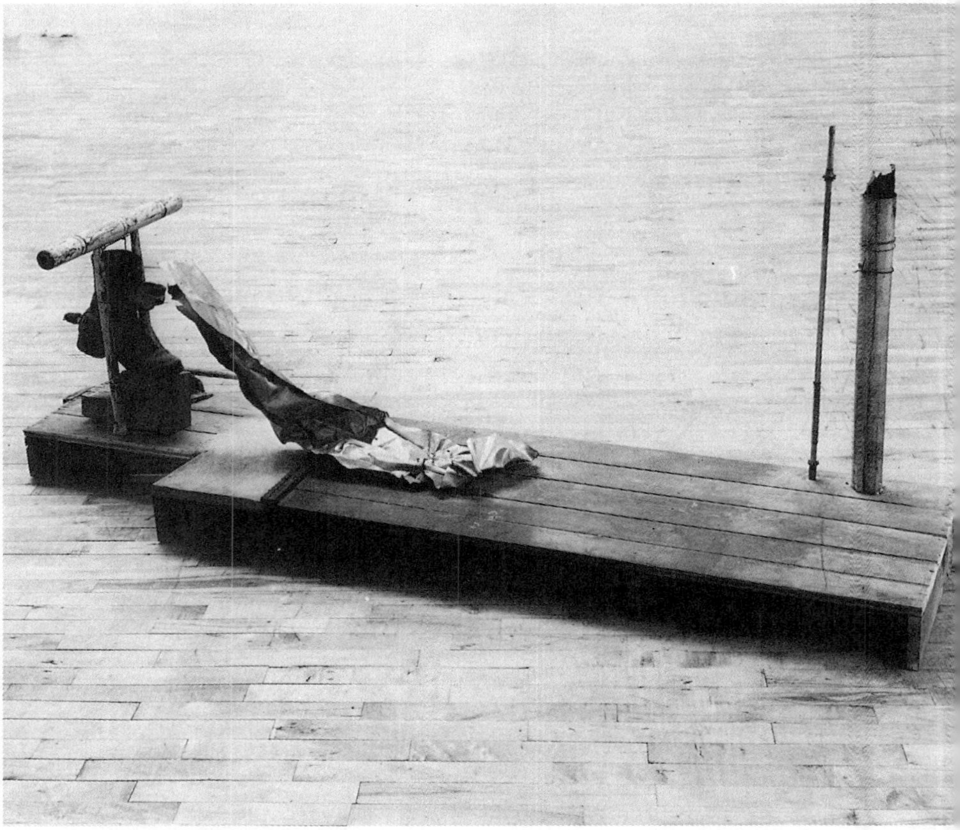

Trophäe IV, 1961 (für John Cage)

Warum um Gottes willen bist du nach Black Mountain bloß dahin gegangen?

RR: Ich hatte genug davon, isoliert an einem See zu leben, und ich wollte statt dessen mal sehen, was in der Stadt los war. Deswegen habe ich mir auch die Galerien von Betty Parson und Charlie Egan angeschaut – um zu sehen, womit sich der Rest der Welt beschäftigt.

BR: Ab wann hast du dich nicht mehr als Student gefühlt?

RR: Eines der schönsten Dinge, die ich je einen Lehrer sagen hörte, war, als sich ein neidischer Student auf Black Mountain bei Jack Tworkov beschwerte: »Ich weiß einfach nicht, warum Sie soviel Zeit mit Bob vergeuden, er kommt doch nie in die Klasse.« Und Jack antwortete: »Erst wenn jemand nicht mehr in die Klasse kommt, wird er für mich interessant.« Ist das nicht schön? Das ist ein richtiger Lehrer!

BR: Erzähl mir, warum du nach Marokko gefahren bist, und warum du die Reisen nach Rom gemacht hast?

RR: Sue und ich hatten uns getrennt. Wir sind auch heute noch Freunde. Man kann über so was ja alles mögliche sagen, aber so etwas ist ganz einfach nicht immer nur eine Frage von Liebe und Leidenschaft. Ihre Familie hatte oft in meiner Gegenwart gesagt, daß *sie* diejenige von uns beiden wäre, die das Talent habe. Sie setzten mehr Hoffnungen in ihr Talent als in meines. Nachdem wir geheiratet und eine Familie gegründet hatten, hoffte ich, daß das nachlassen würde. Das waren echte Aristokraten aus den Suburbs von Chicago. Den größten Teil ihres Besitzes hatten sie in New Jersey, und ihnen gehörte halb Darien in Connecticut. Und all das, während wir uns von Cornflakes ernährten, weil wir uns nicht von ihrem Lebensstil korrumpieren lassen wollten. Damals dekorierte ich gerade die Bonwit Teller Schaufenster. Das Tiffany Fenster machte ich erst später, als ich einen anderen hungernden Künstler, Jasper Johns, kennenlernte. Ich glaube, einer der Gründe, warum ich so gut mit der Gesellschaft klarkam, war, daß ich nie irgend etwas von ihr erwartet habe. Ich meine, solange ich denken kann, bis zurück nach Port Arthur, besaßen wir nie irgend etwas. Wir wollten nie irgend etwas haben, außer vielleicht die nächste Mahlzeit. Wir hatten nichts zu verlieren, und als mir klar wurde, daß ich nichts zu verlieren hatte, hatte ich das Recht, all das zu machen, wozu ich verdammt nochmal Lust hatte.

BR: Du bist also nach Marokko gefahren, nachdem deine Ehe kaputtgegangen war?

RR: Ich bin mit Cy Twombly nach Europa gegangen. Cy war immer schon sehr elegant. Er hatte in Lexington, Virginia, bei einem französischen Meister und solchen Leuten studiert. Er kannte immer die richtigen Schulen. Irgendwann wurde er für ein Museums-Stipendium auserwählt. Ich weiß nicht, ob er das in Rom machen mußte, oder ob er einfach nur nach Rom gehen wollte. Schließlich lebte er permanent in Rom. Und ich habe seine Mappe gemacht. Er selbst wollte nicht zurückkommen. Ich dachte mir, wunderbar, dann können wir uns ja das Stipendium teilen. Ich machte riesige Vergrößerungen seiner Bilder und zog sie neu auf. Albers hätte das gemocht.

BR: Was für Arbeiten hat er damals gemacht?

RR: Ich glaube, sie hießen »Chandeliers« oder so was. Und »Torahs« – primitiv abstrakte Sachen.

BR: Was hast du damals gemacht?

RR: Damals war ich mit meinen schwarzen Bildern beschäftigt. Ich habe sie in noch nassem Zustand falsch rum auf die Erde gelegt, damit etwas Dreck daran kleben blieb. Die Bilder waren ziemlich schlecht. Aber ich habe sie so oft übermalt, daß das nichts machte. Ich habe die Leinwände mehrmals benutzt, weil ich nicht genug hatte. Auf jeden Fall malte Cy damals so eine Art Wandtafel-Serie, aber er glaubte, daß man die »Chandelier«-Serie besser verstehen würde. Die »Chandeliers« hatte er auf der Art Students League gemacht.

BR: Ich habe diese Bilder nie gesehen.

RR: Sie waren sehr gut. Die »Chandeliers« waren grell pink und golden. Die »Torahs« waren schwarz-weiß mit unterschiedlichen primitiven Schwarz-Weiß-Formen.

BR: Waren sie realistisch?

RR: Ich weiß nicht, was du mit realistisch meinst. Da fragst du jetzt die falsche Person. Sehr dicke Schichten erotischer Farbe in verschiedenen Ur-Formen.

BR: Und Farben? Oder waren sie alle monochrom?

RR: Monochrom.

BR: Ich kenne diese Bilder nicht. Die ersten Bilder, die ich je von Cy gesehen habe, waren seine Graffiti-Bilder.

RR: Du meinst seine Zeichnungen. Jeder hat damals gesagt, daß das keine Bilder sind, sondern Zeichnungen. Aber er hat schon sehr früh ziemlich barocke Bilder gemalt.

BR: Es wäre schön, wenn man sie mal sehen könnte.

RR: Ich habe eins. Aber ich glaube, es ist schwarz-weiß, weil ich ja nie so verrückt nach Farbe war.

BR: Aber deine Arbeit ist ziemlich farbig geworden. Die roten Bilder haben doch die unterschiedlichsten Rotabstufungen.

RR: Die sollten eigentlich monochrom sein.

BR: Hat dein Hang zu monochromen Bildern irgend etwas mit Ad Reinhardt zu tun?

RR: Nein, aber mit Albers Zensur. Ich war damals völlig eingeschüchtert, weil Albers ja lehrte, daß eine Farbe dazu da ist, eine zweite besser wirken zu lassen, aber ich hatte immer das Gefühl, daß jede Farbe nur *sie selbst* ist. Man kann doch nicht die Bedeutung von Rot dadurch reduzieren, daß man sie dem Grün unterwirft.

BR: Laß uns noch mal auf deine Reise nach Italien mit Twombly zurückkommen.

RR: Wir sind nach Rom gegangen. Das war für zwei Wochen gut und interessant. Dann fing Cy an, Antiquitäten zu sammeln. Er sammelt immer noch schöne Antiquitäten. Er hatte einen Flohmarkt entdeckt, nicht den Flohmarkt am Stadtrand, sondern einen auf einer kleinen Piazza del irgend etwas. Auf jeden Fall brachten dort Bauern irgendwelche etruskischen Sachen an und manchmal auch eine Marmor-Büste. Er wurde einfach verrückt. Er behielt seinen Anteil des Geldes und gab meinen für Antiquitäten aus. Ich wurde nicht nur wütend und begann, ihn zu hassen, sondern ich mußte auch ein bißchen Geld verdienen, von dem ich leben konnte.

Ich hatte nicht mehr genug Geld, um zurück nach Amerika zu fahren. Auf der Straße machte ich dann die Bekanntschaft eines Amerikaners, der mich nach dem Weg gefragt hatte. Wir unterhielten uns, er gab mir einen aus und erzählte, daß er für die Atlas Construction Company in Casablanca arbeitete. Er sagte mir, daß ich da hingehen sollte, weil dort täglich Hunderte von Leuten angestellt wurden. Ich hatte gerade genug Geld für den billigsten Flug nach Casablanca – ich glaube, das waren 34 Dollar.

Als ich dann in Marokko landete, nahm ich einen Bus, der praktisch durch jede Straße in Casablanca fuhr. Für die Company arbeiteten Hunderte von Leuten – zum größten Teil Araber, aber ein Viertel davon waren auch Franzosen, und vielleicht jeder zehnte war Amerikaner. Ich hatte den richtigen Bus genommen, weil draußen dran stand, wohin er fuhr (was nicht üblich ist). Ich ging dann zu den Büros, zu einem Vorstellungsgespräch – dort erzählte mir ein Typ, daß sie nur Ansässige einstellen würden. Amerikaner zum Beispiel würden in New York oder Paris eingestellt. Ich sagte ihm, daß ich jeden Job machen würde. Ich sagte ihm, gib mir den miesesten Job, den du hast. Ich bin pleite. Ich brauche Geld, so, wie ich jetzt vor dir stehe. Er antwortete, daß sie eine Organisation wären und daß man so etwas nicht einfach machen könnte. So saß ich dann also in einem Park und dachte mir, okay, Bob, jetzt brauchts du eine gute Idee. In dem Moment kam ein amerikanisches Mädchen aus dem Bürogebäude. Sie aß ihr Mittagessen auf der Bank und fragte mich, was ich so mache. Ich sagte ihr, daß ich das nicht wüßte, außer daß ich Maler wäre. Woher ich käme? New York, glaube ich. Kennst du Larry Rivers? Das war jetzt tatsächlich das erste und das letzte Mal, daß Larry irgend etwas für mich getan hat. Ich antwortete, »Klar kenne ich ihn«. (Ich kannte ihn wirklich.) Sie fragte mich, was ich denn hier machen würde. Ich sagte ihr, daß ich drauf und dran wäre zu verhungern. Sie sagte, daß sie in der Personalabteilung arbeitete und wie es mit meinem Gedächtnis aussehen würde? Ich sagte ihr, daß es nie besser um mein Gedächtnis stand als genau in diesem Augenblick, obwohl es eigentlich nie sonderlich gut war. (Für Legastheniker ist das mit dem Gedächtnis immer ein Problem.) Sie sagte mir, daß sie einen guten Job hätte, der gerade erst heute freigeworden wäre. Sie ging dann wieder rein und tippte mir ein paar Empfehlungsschreiben. Sie klaute dafür aus den Bewerbungen anderer Beschäftigter ein paar Empfehlungen, die mich für diesen Job prädestinierten. Und ich mußte mir all die Fakten und Namen der Bewerbungen merken.

Ich ging dann ein zweites Mal rein, um mich für diesen phantastischen Job vorzustellen, und es war kaum zu glauben, von neun Angestellten im Personalbüro saß ich genau dem gegenüber, dem ich gerade erst erzählt hatte, daß ich den miesesten Job machen würde, den er hätte, wenn er mich nur einstellen würde. Der Typ nahm sich also meine Empfehlungen, stellte mir ein paar Fragen dazu, und ich konnte sie beantworten. Ich wurde für 500 Dollar die Woche angestellt! Der Job hatte übrigens eine tolle Bezeichnung, die könnte man auch als Bildtitel nehmen: »Fortwährende Inventur.«

In dem riesigen Lagerhaus war ein Franzose mein Untergebener, dem wiederum ein Araber unterstellt war. Gebaut wurde dort übrigens ein Behelfsflugplatz, was sich letztlich sicherheitstechnisch als ein äußerst kriminelles Desaster herausstellte. Nachdem ich weg war, wurden fast alle Verantwortlichen ins Gefängnis gesteckt. Ich habe da sechs oder neun Monate gearbeitet, bis ich mir

dann irgendeinen Virus gefangen hatte, den ich auch nicht los wurde, als ich mich nur noch aus amerikanischen Konservendosen ernährte. Ich habe alles versucht. Ich habe dann Casablanca verlassen, weil ich krank war und außerhalb der Saison ganz alleine in einem Seebad wohnte. Ich wußte, daß ich sterben würde, wenn ich da nicht wegkäme. Ich bin nach Tanger gegangen, hab dort in einem Drugstore Waffeln mit Erdbeeren und Sahne gegessen und war über Nacht gesund.
Von Casablanca aus ging ich zurück nach New York. Ich hatte nur noch drei Dollar in meiner Tasche und konnte mir nicht mal mehr leisten, mein Gepäck auszulösen. Während meines Aufenthalts in Rom hatte ich ein paar Sachen gemacht; deswegen mußte ich mir an der Grenze irgendeine Geschichte einfallen lassen, auch weil ich Geschenke dabei hatte. Ein paar Sachen, die in der Obelisco Gallery ausgestellt waren, hatte ich auch verkauft. Die Ausstellung hieß *Scatole e Contemplavo Feticci Personali*. Das waren Kisten. Ich machte damit genug Geld, um mir mein Ticket zu kaufen, während ich zusehen mußte, wie Cy den letzten Rest unseres »gemeinsamen« Geldes für irgendeinen römischen Kaiser ausgab. Zurück in New York, zog ich in die Fulton Street. Die Miete betrug 10 Dollar pro Monat, nein, 15, aber sie wurde auf 10 reduziert, weil man im Winter 5 Dollar für Kerosin bezahlen mußte.
BR: Wer waren deine Freunde und was hast du gemacht, als du 1953 nach New York zurückkamst?
RR: Nun, ich hatte immer noch Kontakt zu Jack Tworkov, und ich besuchte ihn. Die Tworkovs hatten mich eingeladen. Ich war wohl interessant. Ich weiß zwar nicht genau, was ich mit »interessant« meine, aber ich glaube nicht, daß sie Mitleid mit mir hatten. Er mochte mich nicht mehr, nachdem ich mich von Sue getrennt hatte. In dieser Zeit damals, in New York, wann immer ich auf einer Party war, trank ich was, sagte »Entschuldigen Sie bitte«, und war innerhalb von 45 Sekunden geduscht und wieder völlig trocken (ich hatte kein Bad in meiner Wohnung!). Ich mußte mir

meine Haare abschneiden, weil mich das ja verraten hätte. Ich glaube, ich hätte auch einfach jemand fragen können: »Könnte ich vielleicht bei dir duschen, ich habe kein Badezimmer.« Aber das konnte ich einfach nicht. Ich war so arm, daß ich nur noch meinen Stolz hatte. Überall bin ich nur zu Fuß hingegangen. Von sieben Abenden bin ich vielleicht fünfmal zu Fuß von der Fulton Street zur Cedar Bar in der achten Straße gegangen. Ich konnte mir keine Subway leisten. Aber ich habe immer mein Bier selbst bezahlt. Ein Bier reichte für sechs verschiedene Künstler-Phantasien: Rothko, Barney Newman, Franz Kline, Bill de Kooning, Reinhardt und manchmal Pollock. Pollock fing jede Unterhaltung mit der Frage an: »Wer bist du? Was machst du?« In der Galerie gehörte ich eher zur zweiten Liga.

Franz Kline war ein aufdringlicher Gesprächspartner, was gut ist. Wenn er schlecht drauf war, war er schlecht drauf, aber wenn er gut drauf war, war er wirklich gut drauf. Er konnte nicht aufhören zu reden, aber das war egal. Ich war da, um ihm zuzuhören und ihn dann später nach Hause zu fahren und zu sehen, woran er gerade arbeitete. Wenn ihm irgend etwas positiv auffiel und er das betonen wollte, sagte er immer, daß sei »wie ein englischer Mantel« oder »wie Princess Margaret«; und wenn er etwas abwerten wollte, sagte er: »Ich rede nicht über Nanook de Norte!« Er konnte so schön drauflosplappern. Oft waren das die revolutionärsten Sachen, die man über Kunst überhaupt hören konnte. Er erzählte mir zum Beispiel, daß niemand ein pinkfarbenes Bild malen könnte – was ich dann natürlich sofort gemacht habe.

BR: Warst du auch 1951 in der Ninth Street Show zusammen mit Kline und den anderen Abstrakten Expressionisten?

RR: Es ist wohl so, daß Tworkov und Leo Castelli darauf bestanden haben, daß ich in der Ausstellung vertreten bin. Zu dem Zeitpunkt waren die Galeristen Johnny Myers und Tibor de Nagy ausgesprochene Feinde meiner Kunst. Das einzig Gute daran war, daß sie glaubten, ich sei nicht so ernst zu nehmen, daß man sich darüber Gedanken machen mußte. Beide haben sich mir also nicht richtig in den Weg gestellt. Frank O'Hara war ihr Sprecher. Die waren alle damit beschäftigt, sich gegenseitig schlecht zu porträtieren. Helen Frankenthaler, Grace Hartigan und Alfred Leslie. Ich weiß nicht, wie er sich inzwischen entwickelt hat. Jane Freilicher und Joan Mitchell. Es war eine sehr mächtige Gruppe sehr starker Leute. Clem Greenberg kam erst dazu, nachdem er Helen Frankenthaler kennengelernt hatte.

Ich hatte die Vorstellung, daß in der Betty Parsons Galerie unheimlich viele phantastische Dinge passierten. Dinge, von denen mir Morris Kantor oder Vy Hychl auf dem Art Students League nichts erzählen konnten. Trotzdem versuchte ich die Arbeit zu machen, die man mir dort vorschrieb. Manchmal habe ich das einfach alles vergessen und über die fetten Modelle vor den dreckigen, staubigen Weintrauben und hinter den Wachsfrüchten hinweggesehen. Ich stand immer ganz hinten im Raum und machte meine Sachen. Mit dieser Haltung habe ich natürlich oft die ganze Klasse verärgert. Ich hatte wirklich nicht das Ego, um mich dagegen aufzulehnen und dagegen anzugehen. Ich hatte noch nicht einmal den Intellekt zu entscheiden, was für eine Form meine Nonkonformität haben sollte.

Einmal, Sue und ich waren noch auf der Art Students League, bat ich sie, mir beim Tragen von Bildern behilflich zu sein. Sie nahm sich die drei kleinsten, und ich nahm die drei großen Bilder. Sie wußte nicht, wohin wir gingen. Ich erzählte ihr, daß wir die Bilder zur Betty Parsons Galerie tragen. »Da tut sich einiges!«

Betty sagte dann: »Normalerweise schaue ich mir nur dienstags neue Künstler an.« Ich antwortete: »Aber ich bin *jetzt* hier, und das ist meine Arbeit.« Sie erlaubte mir, reinzukommen. Sie hatte einen kleinen Nebenraum, wo sie besondere Kunden empfing. Ich zeigte ihr dann ein Bild nach dem anderen: Spiegel, Silber und so ein Mickey-Mousehafter Garten Eden mit schwarzen Lollipops, die innerhalb der Bilder eine zeitliche Aufeinanderfolge darstellen sollten. (Die meisten davon sind verbrannt. Allerdings habe ich sie nicht verbrannt. Sie waren in zwei Bränden im Haus von Sues Eltern. Ich beschäftigte mich gerade mit Bildersequenzen, eine Idee, die Kantor nicht lehrte. Ich wurde immer nervöser, weil Betty Parsons eine sehr ominöse Person war. Ich zeigte die Bilder immer schneller, weil mir das so peinlich war. Sie sagte: »Verdammt noch mal, gib mir doch wenigstens eine Chance, die Bilder anzusehen!« Genau davor hatte ich Angst – nämlich, daß sie sich wirklich *ansah*, was ich gemacht hatte. Ich wurde langsamer, und sie sagte: »Was soll ich für dich tun?« Ich sagte ihr, daß ich keine Ahnung habe, was hier liefe, daß es mich aber fasziniere. Daß mich das reizt. Daß mich das verwirrt. Ich sagte, daß ich nur malen würde, und daß dies der Ort sei, von dem ich glaube, daß hier etwas passiere. Ich wollte wissen, was sie denkt. »Gefällt es dir nun oder nicht?« Sie antwortete: »Wann willst du eine Ausstellung machen?« Das war es. Ich wußte nicht, was ich sagen sollte, weil ich nicht hingegangen war, um eine Ausstellung zu bekommen. Das mußt du glauben. Ich wollte einfach nur Feedback haben. Clyfford Still und Pollock – sie stellten bei Betty aus. Ich wollte einfach nur wissen, ob das, was ich da machte, auch nur ganz entfernt etwas mit dem zu tun hatte, was die anderen machten, nicht daß es *das gleiche* sein sollte, was sie machten, aber es sollte in ihrem Sinne sein.

BR: Wie groß waren die Bilder?

RR: Die konnte man unterm Arm tragen. Vielleicht zwei Meter breit.

Betty sagte, daß sie mich nicht vor Mai ausstellen könnte. Es war März. Ich wollte nur die Meinung von irgend jemand anderem hören. Ich wollte Bestätigung. Sue und ich wohnten in der 69ten Straße, weil Sue schwanger war und ihre Mutter ihr eingeredet hatte, daß, wenn sie nicht in einem Erdgeschoß wohnen würde, sie eine Fehlgeburt haben würde. Ihre Mutter hatte mehrere gehabt.

Deswegen mußte ich aus meinem Loft ausziehen. Die 69ste Straße ist mittlerweile keine schlechte Gegend, aber damals war sie *wirklich* teuer. Sue und ich malten auf unseren alten Bildern, wir übermalten unsere eigenen Arbeiten. »Hast du noch irgend etwas, auf dem ich malen kann?« »Klar.«

Betty kam dann irgendwann vorbei, um sich ein paar Bilder anzusehen. In ihrer Begleitung war ein Mann, der sehr grimmig aussah. Clyfford Still. Sie war mit Clyfford Still in mein Atelier gekommen! Er hat mich noch nicht mal angesehen. Wir hatten Probleme. Wir hatten einen Scottie, der Goldfische fraß und Butter klaute. Ich hatte die Wohnung silbern angemalt. Mir war damals aufgefallen, daß Bill de Kooning die Rahmen seiner Bilder silbern angemalt hatte, als Eingrenzung eines Bildes auf Leinwand. Das funktionierte meiner Meinung nach sehr gut, und deswegen hatte ich meine Wohnung innen silbern angestrichen; ich glaubte, daß das meine eigenen Bilder verbessern würde.

Betty war sauer, weil sie gekommen war, um sich die Bilder nochmal anzusehen, die ich ihr schon gezeigt hatte... und ich hatte sie alle übermalt! Egal, dachte ich mir, meine neuen Bilder sind besser. Sie fragte mich, wo die Bilder wären, die sie und Clyfford rausgesucht hatten, und ich sagte ihr, daß ich sie übermalt hätte. So mußte sie sich also andere aussuchen. Aber sie war wirklich böse, daß ich die anderen übermalt hatte.

Nachdem die Ausstellung zu Ende war, mußte ich alle Bilder wieder abholen. Es gab da einen Liftboy, Boswell, den ich mochte. Ich sagte ihm, daß ich nur ein paar der Bilder mitnehmen könnte, weil mehr nicht auf meinen Gepäckwagen passen würde. Ich sagte ihm dann: »Okay, Boswell, hilf mir bitte dabei, die anderen zu zerstören. Ich habe nicht viel Zeit – ich stehe auf der 57sten Straße. Es wäre nett, wenn du sie dann verbrennen würdest!« Also noch ein paar mehr verbrannte Bilder.

Ich war sehr aufgeregt, als ich die ganz weißen und die ganz schwarzen Bilder gemacht hatte. Die waren kaum in der Galerie, da waren sie schon wieder draußen. Und das nach der langen Reise von Black Mountain! Ich war so unschuldig und so verständlich erregt über diese Bilder, weil sie nun mal funktionierten. Sie waren ein Experiment, weil ich sehen wollte, wie weit man sich von einer bildlichen Darstellung entfernen konnte und trotzdem noch etwas darstellte. Ich war frustriert, weil es nun mal diese Beschränkung gab, daß alles irgendwie einen offensichtlichen Reiz haben mußte. Das konnte ich nicht einsehen. Mit der Architektur ist es ähnlich. Da konnte ich nicht mitmachen. Wie weit kann man etwas treiben, das kein Zentrum hat. Darum ging es bei diesen Bildern. Und die schwarzen Bilder sollten, wann immer ich es wollte, fortgeführt werden. Das ist dokumentiert. Es gab Verwirrung und Ärger bei einigen von Betty Parsons Künstlern über meine Ansichten. Auf jeden Fall haben Sue und ich die Galerie verlassen.

BR: Du hast 1951 eine Ausstellung bei Betty Parsons gemacht, im gleichen Jahr wie Lee Krasner, Barney Newman, Rothko und Pollock.

RR: Barney war damals ein Freund von mir. Er war ein sehr politischer Mensch. Eines Tages kam er mit einem neuen Bild in die Galerie: »Betty, du wirst es nicht glauben, aber auf der Straße war ein Aufmarsch für MacArthur, und ich bin mit diesem Bild auf der gleichen Straße in die entgegengesetzte Richtung gegangen.« Ist das nicht toll?

BR: Als Barneys Bilder in Brasilien ausgestellt wurden und er gefragt wurde, was sie bedeuteten, sagte er: »Würden meine Bilder verstanden, wäre das das Ende des Staatskapitalismus.« Das war während der Diktatur. Man versuchte, das ins Portugiesische zu übersetzen, aber das ging einfach nicht. Barney blieb immer politisch und optimistisch und trotzdem ein Künstler.

RR: Im Gegensatz zu Rothko. Der ist schon deprimiert auf die Welt gekommen.

BR: Ich glaube, seine Enttäuschung hatte mit dem Erfolg seiner Bilder und der Niederlage des Sozialismus zu tun. Rothko und

Reinhardt konnten einfach nicht glauben, daß ihre Kunst erfolgreich ist und trotzdem nicht die Welt verändert. Ich glaube, daß vielleicht auch Pollock davon beeinflußt war. Das waren alles unglaublich utopische Persönlichkeiten, die die Welt verändern wollten.
Hast du eigentlich die schwarzen und die weißen Bilder ausgestellt?
RR: Nicht bei Betty!
Betty hatte mir gesagt, daß ich meine Bilder aus der Galerie holen solle, unter dem Vorwand, daß meine Arbeiten durch die anstehende Renovierung beschädigt werden könnten. Ich hatte mir schon gedacht, daß es dafür unter Umständen einen ernsthafteren Grund geben würde, was sich letztlich auch als wahr herausstellte.
Ich war nicht wirklich entmutigt. Ich machte einfach nur das, was ich machen mußte.
Eleanor Ward wollte Twombly ausstellen, und Cy glaubte, daß unsere Arbeiten zusammen stärker wirkten, und er wollte, daß wir gemeinsam ausstellten. Eleanor sagte, daß wir das tun könnten, wenn wir doppelt soviel Platz in der Galerie schafften. Wir brauchten fast einen Sommer, um die ganze Pferdescheiße und das bepißte Stroh aus dem Pferdestall der Polizei herauszuschaffen. Das war die Stable Galerie. Wir hatten gute Arbeit geleistet, und es war das erste und letzte Mal, daß ich Cy wirklich richtig arbeiten sah. Vorschlaghammer, Putz, Zement anrühren – wir haben alles selbst gemacht! Dort hatte ich auch meine erste ganz schwarze und ganz weiße Ausstellung.
BR: Habt ihr in der Stable Galerie getrennt ausgestellt?
RR: Nein. Wir haben die Arbeiten gemischt. Das sah gut zusammen aus. Ich hatte außerdem noch ein paar Stein-Skulpturen, die ich in der Fulton Street gemacht hatte. Schnur, Stein, Pflanze, Nagel. Ich glaube, Jasper Johns hat immer noch ein paar davon.
BR: Wann hast du Jasper Johns kennengelernt?

RR: Ich habe ihn durch Suzie Gablik kennengelernt. Suzie erzählte mir von einem ihrer Freunde und glaubte, daß wir uns mögen würden. Ich glaube, damals kannte er schon Sari Dienes.
Er arbeitete auf Nachtschicht in der Marboro Buchhandlung. Die war direkt unter Sari Dienes' Appartement, und ich glaube, deswegen haben sie sich auch kennengelernt. Jeden Sonntag hat er gemalt und eine Flasche Wein getrunken. Ich glaube, der Wein hieß »Liebfrauenmilch«. Das muß ungefähr 1952 gewesen sein.
BR: Du hast gesagt, daß John Cages Ideen dich sehr beeinflußt haben.
RR: Cage und ich hatten ein paar Auseinandersetzungen, die deutlich machten, wie unterschiedlich wir sind. Er sagte zum Beispiel, daß er entweder zu einem Psychiater gehen oder sich mit Zen beschäftigen müßte. Als ich ihn kennengelernt habe, sagte er mir, daß ich ein Zen-Naturell hätte. Ich vermute, daß das ein Kompliment war, aber mir ist es auch egal, wenn es nicht so gemeint ist – womit vielleicht auch schon wieder mein Zen-Naturell gesprochen hat. Es ist mir egal. Ich habe immer noch die gleichen Probleme.
Eines Abends, auf einer Wohltätigkeitsveranstaltung in Westbeth, folgte mir Cage zum Aufzug. Ich hatte mich nicht sonderlich gut amüsiert. John sagte: »Weißt du, Bob, hier wäre schon einer von uns zuviel gewesen.« Das war für mich eines der schönsten Dinge, die mir jemals jemand gesagt hat.
Ich bin ein romantisch veranlagter Effekthascher. Ich glaube, daß eine Ausstellung immer auch eine Performance ist. Ich habe mit Morton Feldman in New York eine Ausstellung gemacht, für die ich goldene Stühle mietete. Wir haben das gemacht, ohne es uns leisten zu können. Wir hatten uns auch ein Piano besorgt und die Silvesternacht bei einem Konzert von Charley Egan verbracht. Morty wollte immer schon ein Maler sein. Er ist ein großartiger Komponist. Seine Partituren sind besser als die Zeichnungen vieler Künstler.
Charley hatte auch kein Geld. Wir haben ein bißchen was an David

Hares Bruder verkauft. David mietete übrigens später John Cages tolles Apartment am Hudson River. Dort hatte John zusammen mit Merce Cunningham, Richard Lippold, Sonya Secula und Ray Johnson gewohnt. Das war in einem Mietshaus, wo sie alle Wände rausgerissen hatten. Von dort hatte man einen unglaublichen Blick auf den Fluß. John hatte nur zwei Möbelstücke – eine Marmorplatte auf ein paar Ziegelsteinen, was auch heute noch sehr geschmackvoll ist, und sein Piano. Damals aber hat er es schon längst nicht mehr benutzt. Trotzdem war das natürlich sehr dekorativ. Außerdem hatte er noch einen neunzehn Jahre alten Avocado-Baum, den er mir später, als er Käfer hatte, gegeben hat. Der hat auch all meine anderen Pflanzen umgebracht.
BR: Daran kann ich mich erinnern! Alle mußten so einen Avocado-Baum haben.
RR: Wenn man keinen Avocado hatte, war man ein Nichts. Das heißt nicht, daß Avocados so beliebt waren, sondern man mußte einfach so einen Baum haben. Ich glaube, John hat ihn mir gegeben, weil es ihm peinlich war, daß der in seinem Appartement so langsam vor sich hinstarb.
Also, David mietete Johns Apartment und hatte sich überlegt, daß er sich dort das Klavierspielen selbst beibringen wollte. Und mit Buntstiften hat er dann das Elfenbein bemalt! Du weißt, wie das ist mit Elfenbein – was man erst mal draufgemalt hat, geht nicht wieder ab.
Ich erinnere mich daran, wie John und ich einmal Bücher verkaufen gegangen sind. Es war ein ausgesprochen schöner Tag. John klopfte an meiner Tür in der Fulton Street. Er fragte mich, ob ich Geld hätte, und natürlich verneinte ich das. Er sagte, daß er auch keins hätte, aber daß er dafür ein paar Bücher hätte, und ob ich nicht auch welche hätte. Nun, ich hatte ein paar, obwohl ich schon die meisten meiner »guten« Bücher längst verkauft hatte. John sagte: »Laß uns die Bücher verkaufen und dann ein Bier trinken gehen!« Ich glaube nicht, daß sich so was heute junge Künstler

überhaupt vorstellen können. Und John war da schon fast fünf Kilometer zu meiner Wohnung zu Fuß gegangen!
Wir haben also die Bücher verkauft. Er hatte ein paar von Künstlern signierte Erstauflagen. John war ja damals schon eine Weile dabei. Er hatte zum Beispiel Ezra Pound. Meine waren nicht so beeindruckend. Einige waren eher merkwürdig. Wir sind zu ein paar großen Buchhandlungen gegangen, zum Beispiel in die, wo deutsche Okkultismus-Bücher verkauft wurden (dafür gab es einen guten Markt im Village). Danach sind wir auf ein paar Bier ins McSorley's gegangen.
Ich war vorher noch nie im Mac Sorley's. Für John war es ein Stück Literaturgeschichte. Er wollte mir die Stadt zeigen. Auf dem Weg hatten wir 5 Cent für Pickles ausgegeben. Das war unser Mittagessen. Wir versuchten, soviel Geld zu sparen, wie nur möglich. Der einzige Künstler, den wir kannten und der einen Job hatte, war Morty Feldman. Er machte Kinderskibekleidung bei seinem Vater in Brooklyn. Er war der einzige in unserer Gruppe, der Geld hatte.
John und ich verbrachten Stunden damit, vor Mortys Haus zu warten. Als er dann kam, gingen wir rein und forderten ihn zu einer Partie Poker oder Scrabble auf. Wir sind mit etwa 43 Dollar wieder rausgegangen, und ich glaube, davon waren nur neun Dollar aus unserem Buchverkauf – Johns Erstausgaben und meine, die vermutlich bei Marboro oder sonstwo geklaut waren.
BR: Hast du John Graham gekannt?
RR: Das war eine völlig andere Generation. Ich glaube, wir dachten damals, daß wir – meine Freunde und ich – die Kunst neu erfinden würden. Heute fehlt die Vorstellungskraft, um etwas zu erfinden. Erfindungen sind sowohl wissenschaftlich als auch künstlerisch. Und das ist nicht der Grund, warum man heute Kunst macht. Als ich heute morgen aufwachte, habe ich mir überlegt, daß einer der großen Unterschiede in der Kunstwelt von damals und heute der ist, daß wir *wußten*, daß Kunst alles sein

konnte. Ich muß mich selbst fragen, ob ich das heute noch glaube. Ich hoffe, daß meine Arbeiten in den nächsten Wochen zeigen werden, daß das noch so ist.
Kunst sollte kein Konzept haben. Das ist das einzige Konzept, das für mich durchgängig gegolten hat. Ich glaube nicht, daß ich jemals unfreiwillig eine Arbeit gemacht habe, die reaktionär oder kontrovers sein sollte.
Ich habe zum Beispiel die Arbeit »Bed« gemacht, weil ich nichts mehr hatte, worauf ich malen konnte. Jeder glaubt, das wäre ein surrealistisches oder dadaistisches Bild, aber es war nur pragmatisch.
BR: Hast du die Abstrakten Expressionisten bewundert?
RR: Ich glaube, es gab da einige Künstler, die sehr unterschätzt worden sind: Tworkov und Tomlin, um nur zwei zu nennen. Wo sind die heute?
BR: Es gibt nur wenige Bilder von Tomlin, weil er früh gestorben ist. Ich schreibe gerade ein Buch über Abstrakten Expressionismus, und ein Kapitel behandelt Tomlin. Er war einer der ganz Großen. Lee Krasner hat ihn bewundert. Sie hat gesagt, daß auch Jackson Pollock ihn bewundert hat, und es ist ja bekannt, daß Pollock fast nichts mochte – außer Still und Tomlin.
RR: Ich dachte, daß Tomlin der erste war, der einen substantiellen Bruch mit Mondrian vollzogen hat. Er hat einfach Mondrian benutzt und ihn explodieren lassen.
Ich habe mal ein Bild über Abstrakten Expressionismus gemacht, nur um zu sehen, was der Unterschied ist. Ich habe zwei Bilder gemalt (Factum I und Factum II) mit der Idee zu versuchen, sie so ähnlich zu malen, wie nur eben möglich, ohne abzumessen. Mir kam es darauf an, festzustellen, ob ein Unterschied im emotionalen Gehalt zwischen den beiden Bildern entstehen würde. Nachdem ich beide dann gemalt hatte, konnte ich keinen Unterschied feststellen.
Ich bin mir sicher, daß die Freiheiten, in der die Abstrakten Ex-

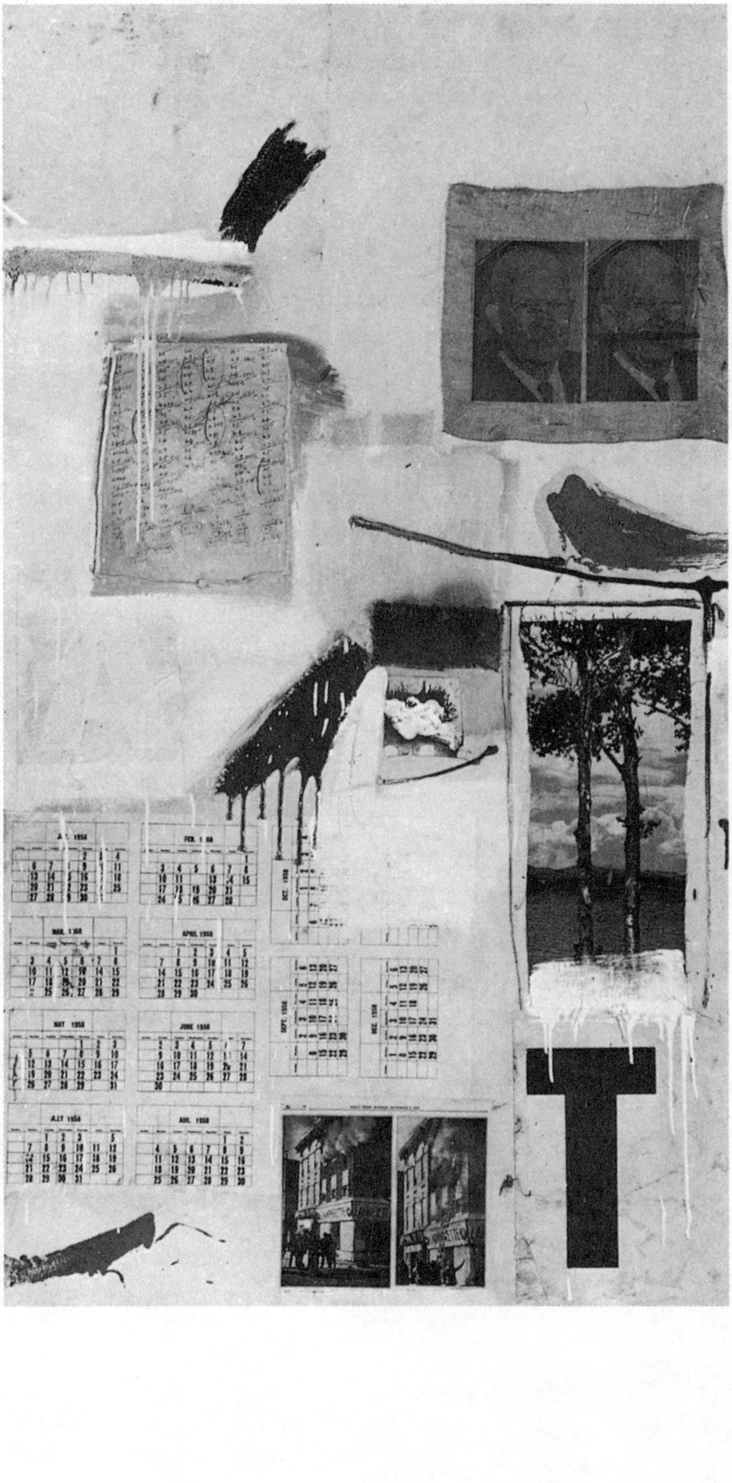

Factum II,
1957

pressionisten schwelgten, die Möglichkeiten und Grenzen jedes anderen Künstlers veränderten. Ganz besonders Pollock. Pollocks frühere Bilder waren sehr dicht und entstanden aus simulierten Phantasien. Als er mit dem Dripping anfing, war, glaube ich, sein ganzer Körper an dem Prozeß beteiligt. Das wurde sehr persönlich. Und wenn er Farbe *werfen* konnte, konnte de Kooning sie *verschmieren*. Das mußte wirklich die ganze Szene verändern.
Es gab gar keinen Widerstand gegen die Abstrakten Expressionisten. Wenn ich mir die Maler anschaue, die ich damals kannte, bin ich mir ganz sicher, daß nur Jasper Johns und ich ihnen genug Respekt zollten, um sie nicht zu kopieren.
BR: Du hast einmal eine de Kooning Zeichnung ausradiert.
RR: Das war keine negative Reaktion auf de Kooning. Ich arbeitete gerade an den rein weißen und rein schwarzen Bildern. Ich zeichnete gerne, und ich machte viele Radierungen. Es machte nur einfach wenig Sinn für mich, meine eigenen Zeichen zu radieren, deswegen glaubte ich, daß ich andere Situationen schaffen müßte. Ich versuchte Kunst zu machen, und deswegen mußte ich Kunst ausradieren. De Kooning war damals der wichtigste Künstler seiner Zeit. Die Arbeit begann damit, daß ich an seiner Tür klopfte und ihm sagte, daß ich gerne eine seiner Zeichnungen ausradieren wollte. Er bat mich herein. Er schaute ein paar Mappen mit Zeichnungen durch. Die erste war voll mit Zeichnungen, die er nicht mochte. Die zweite war voll mit Zeichnungen, die er mochte, aber die zu leicht ausradierbar gewesen wären. Er hatte dann noch eine dritte Mappe, die aus verschiedensten Sachen bestand – verschiedene Techniken, Buntstifte und so was. Davon bekam ich eine. Er sagte, daß er es mir nicht zu einfach machen wollte, und genau das tat er. Ich brauchte vier Wochen, um diese Zeichnung auszuradieren. Ich habe fast fünfzehn verschiedene Radierer benutzt, und außerdem war auch noch eine andere Zeichnung auf der Rückseite!
BR: Charlie Egan hat dich dann also ausgestellt, und du hast viele der Künstler, die dort ausstellten, auch Franz Kline, gekannt.

Ausradierte de Kooning-Zeichnung, 1953

RR: Ich habe fast alle Künstler kennengelernt. Die stellten im Grunde bei Betty Parsons aus – Pollock, Newman, Reinhardt, Rothko, Still. Die anderen gehörten zu Charlie Egans Galerie – de Kooning, Kline, Cornell. Sie waren noch nicht so bekannt.
Aber Betty hatte Louise Bourgeois – eine der entscheidendsten Frauen-Aktivistinnen. Sie ist großartig! Und sie blieb dort. Sie ist zwar etwas älter geworden, aber keineswegs weniger interessant.
Zu der Zeit war ich dort sowohl der Hausmeister als auch der einzige nichtitalienische Künstler (mit Ausnahme von Cy Twombly), der in der Stable Galerie ausstellte. Ich glaubte, daß mich Eleanor Ward als Künstler loswerden wollte. Eines Tages schauten Alfred Barr und Dorothy Miller vorbei. Alle meine Arbeiten hingen gerade. Eleanor Ward weigerte sich, Alfred und Dorothy meine Arbeiten zu zeigen, sagte, sie hätte keine da und sie zeigte ihnen statt dessen Donati und Marca-Relli. Ich war sehr wütend darüber, denn das hätte meine erste wirklich große Chance sein können. Und immerhin hab ich alle Ausstellungen gehängt, die Fußböden gewischt. Ich habe viel dort gemacht – vielleicht nicht sehr gut. Cy Twombly und ich hatten sogar den unteren Raum der Galerie ausgebaut. Ich habe dann lange mit Eleanor gesprochen, davon ausgehend, daß sie mich als Künstler aus der Galerie schmeißen wollte. Ich war so böse, daß ich bereit war, die Galerie zu verlassen. Sie spielte dann ihre Joan Crowford-Rolle, was sie sehr gut kann, und sagte: »Ich mag es einfach nicht, wie du hier deine Arbeit erledigst. Hier sieht es doch schrecklich aus.« Und ich stand da und versuchte mit etwas Würde die Galerie zu verlassen. Was dann auch geschah.
Jack Tworkov hatte zu dem Zeitpunkt meine Arbeiten gesehen. Ich kannte ihn von der Ninth Street-Ausstellung. Ich hatte damals ja meine erste Ausstellung bei Betty Parsons, und er kam mit Leo Castelli vorbei. Sie glaubten, daß der Ausstellung irgend etwas fehlte, unabhängig von dem, was ich da machte. Das war die erste Ausstellung, die von Künstlern selbst gemacht worden war. Des-

wegen war es zumindest ein ziemlich interessantes Desaster. Es sollte eigentlich ganz demokratisch organisiert werden, und so kamen die Künstler täglich rein und hängten die ganze Ausstellung um.

BR: Dort hast du Leo Castelli kennenglernt?

RR: Richtig. Leo hat die Ausstellung bezahlt, weil die Künstler nicht genug Geld hatten, um Plakate zu drucken und einen Raum zu mieten. Das waren nur ein paar hundert Dollar, aber die Künstler hatten nicht soviel. Ein paar hundert Dollar waren damals ein ganzes Jahreseinkommen!

Tworkov brachte Egan zu meinem Loft in der Fulton Street. Ich arbeitete gerade an den roten Bildern, und Egan mochte sie auf Anhieb.

BR: Warum hast du rote Bilder gemalt?

RR: Ich wollte weg von dem Schwarz und Weiß. Deswegen habe ich mir für meine neuen Arbeiten die schwierigste Farbe ausgesucht. Wenn man nicht vorsichtig ist, wird rot zu schwarz, wenn man damit arbeitet.

BR: Diese roten Bilder sind so frisch, daß einem da der Gedanke kommt, daß du vielleicht doch mehr von Technik verstehst, als du zugibst. Die haben sich in all den Jahren überhaupt nicht verändert.

RR: Ich war verzweifelt. Technisch hatte ich wenig drauf, dafür aber Glück. Zum Beispiel, das Bild »Bed«. Ich erinnere mich, wie ich eines Tages Leo gefragt habe, ob er wüßte, was das Rot oben drauf ist. Ich sagte ihm, daß das Nagellack ist. Dann zeigte ich ihm eine andere Stelle und fragte ihn, ob er sich daran erinnere, als es zum erstenmal gestreifte Zahnpasta gab. Heute sieht die aus wie Windsor Newton.

Die Restauratoren treibt das in den Wahnsinn, weil sie sich einfach nicht erklären können, warum sich die Farben nicht verändert haben.

BR: All die fleckigen Farb-Abstraktionen sind inzwischen ver-

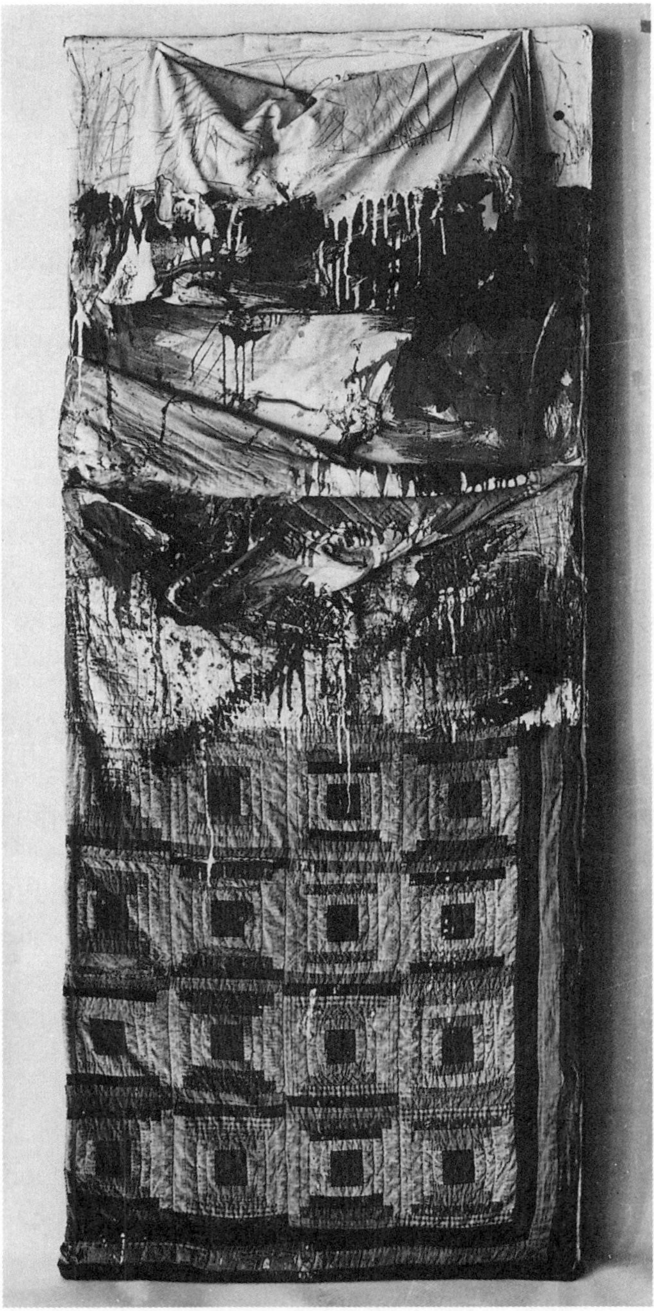

Bett, 1955

schwunden oder haben sich verändert. Aber ich habe deine alten Bilder gesehen, und die sind nicht verblichen. Einige mußten zwar restauriert werden, aber die Farben sind noch wie neu.

RR: Charlie hatte zehneinhalb Jahre keinen neuen Künstler mehr gehabt. Das hört sich heute nicht mehr so lange an, aber damals gab es mal gerade fünf Galerien in New York, die zeitgenössische amerikanische Künstler ausstellten. Es war sehr wichtig, ausgewählt zu werden. Kootz war eine dieser Galerien – mit Motherwell, und auch Cy hatte da seine erste Ausstellung. Cy war Motherwells Wahl.

BR: In den fünfziger Jahren gab es Betty Parsons, Egan, Kootz und Sidney Janis. Ich erinnere mich daran, wie Sidney Janis nach dem Krieg mit einer ganzen Flugzeugladung voll von Picassos zurückkam. Danach liefen alle Künstler von Betty zu Sidney über.

RR: Ich weiß. Ich habe das gehaßt. Das zeugte von wenig Charakter. Wie konnte man nur diese wunderbare Frau verlassen? Sie war unglaublich ernsthaft, bemüht und widmete sich ganz der Sache.

BR: Sie war eine wunderbare Dame, aber sie konnte nichts verkaufen.

RR: Deswegen ist sie wohl auch von allen verlassen worden. Charlie Egan hat sich Knox Martin geschnappt. Ich weiß nicht, was Knox jetzt macht, aber damals war er Meisterschüler an der Art Students League. Ich habe ihn wirklich bewundert. Er war mit einer Ausländerin verheiratet, hatte fünf Kinder, zog Boa Constrictors auf und baute sich seine eigenen Teleskope.

Knox und ich waren die zwei neuen Künstler. Charlie war Dichter, aber er war kein Geschäftsmann und hatte auch keine Ambitionen einer zu sein. Morgens öffnete er die Galerie, ließ die Kunstwerke dann unbeaufsichtigt, trank in der Schrafts Bar ein paar Irish und dachte über Poesie nach.

Aber niemand hat irgend etwas geklaut. Die besten Sachen von

Kline, die ich je gesehen habe, waren in Egans Galerie. Die Tür war offen. Es war schon dunkel, und keiner war drinnen. Diese Schwarzweiß-Erscheinungen vibrierten förmlich an der Wand.

BR: Was sind deiner Meinung nach die originellsten Sachen, die du je gemacht hast?

RR: Ich weiß es nicht – vielleicht Glühbirnen in ein Bild hineinzuschrauben. Versuchen, daß das Licht vom Bild kommt. Das Licht des Bildes verstärken, um es der Umgebung anzupassen. Das war das erste Mal, daß eine meiner Arbeiten der Raum selbst sein sollte. Anstatt, daß die Arbeit davon abhing, was man von außen in sie hineintat, war sie ganz eigenständig, autark. Mein erstes Bild mit Spiegeln wurde bei Betty Parsons ausgestellt. Ich habe Spiegel so eingesetzt, daß der Raum Bestandteil des Bildes wurde. Ich wußte gar nicht, was ich da eigentlich machte. Mittlerweile kann ich das vernunftmäßig erklären, damals aber nicht. Ich habe in den Tagen bei Betty Parsons verrückte Sachen gemacht – zum Beispiel meine Haare abgeschnitten, um sie hinter Plastik zu stecken und anzukleben.

Ich habe auch Bilder mit Erde gemacht. An einem habe ich unter einem Vogelkäfig gearbeitet. Und dann begann darauf Gras zu wachsen, und ich mußte das Gras pflegen. Für die, glaube ich, zweite Ninth Street-Ausstellung, habe ich eine Arbeit gemacht, die bepflanzt werden mußte. Es war eine Wand-Arbeit. Das anorganische Material dabei war Wasserglas. Das habe ich dann mit Schlamm vermischt, um die Struktur der wachsenden Pflanzen zu betonen.

BR: Was ist mit der Arbeit geschehen?

RR: Ich hatte damals einen sehr guten Freund, der sich mit Psychologie, Mystizismus und Psychotherapie beschäftigte. Mit so etwas hatte ich eigentlich gar nichts am Hut, aber er war okay. Ich habe ihm zwei schöne weiße Mäuse zu Weihnachten gekauft. Ich wollte sie ihm vorbeibringen, aber er war irgendwie unpäßlich und wollte mich an dem Tag nicht sehen. Ich wohnte damals in der

Fulton Street und hatte keine Heizung. Die armen Mäuse sind in der Nacht erfroren. Deswegen habe ich das wachsende Bild zerrissen. Das war auch so eine Art Sterben. Es war sowieso schwierig, weil es für das Bild nicht warm genug war. Und niemand zeigte sonderliches Interesse an ihm. Niemand sah, was eigentlich dahinter stand. Man hatte das Gefühl, daß man sich ständig darum kümmern mußte, um es am Leben zu halten. Und für Kunst gilt das erst recht. Als die Mäuse starben, habe ich das Bild getötet.

BR: Du benutzt oft richtige Gegenstände für deine Arbeit.

RR: Ich habe gleich von Anfang an echte Gegenstände benutzt. Ich kann mich daran erinnern, wie ich bei der Navy irgend jemand gemalt habe, und ich hatte nicht viel Ahnung vom Malen. Ich habe Blut für das Rot genommen – mein Blut.

Was ist der Unterschied zwischen echten Gegenständen und unechten Gegenständen? Unechte Gegenstände sind Ideen von Menschen, und echte Gegenstände sind die Dinge, die um sie herum sind.

Ich habe mir mal in einem Museum eine Picasso-Collage angeguckt. Die hatte er 1924 gemacht, ein Jahr bevor ich geboren wurde. Ich hatte da keine Ahnung von Collagen, und ich dachte, das ist nicht fair, ich war da noch nicht mal geboren! Dann habe ich Marcel Duchamps Stuhl mit Rad gesehen, und ich dachte, daß das die fantastischste Skulptur ist, die ich je gesehen habe. Die war mit ein paar anderen Sachen bei Maillol ausgestellt. Erst später habe ich dann herausgefunden, daß Dada eine europäische intellektuelle Protestbewegung gegen die Bourgeoisie sein wollte. Die Surrealisten trieben die Dadaisten praktisch wie eine Mutter oder einen Bruder in die Obskurität, weil die Surrealisten Autorität hatten – durch Leute wie Jung oder Freud – und die Dadaisten progressive, revolutionäre Individuen waren. Danach habe ich mich über Collagen informiert, weil alle über Schwitters redeten, und ich mehr über ihn wissen wollte.

Das beste an Schwitters ist, finde ich, daß Stefan Volpe, der Thea-

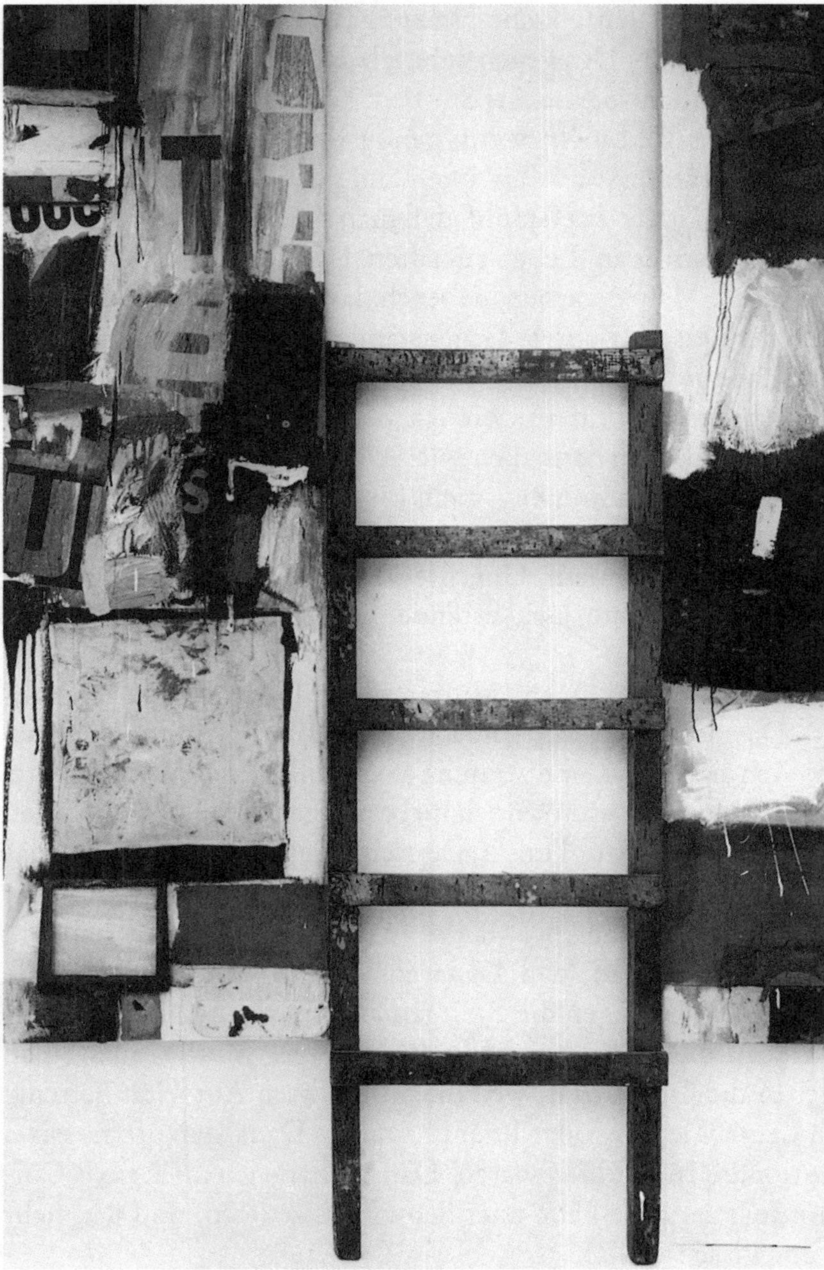

Winter Pool, 1959

ter-Arbeit am Bauhaus machte, die Musik für ein Stück schrieb, wo der Tenor auf einem Fahrrad herumfährt. Es tut mir immer noch leid, daß ich diese Performance verpaßt habe.

BR: Du hast eine ganz besondere Beziehung zu den Materialien, die du benutzt.

RR: Jedes Material hat eine Geschichte. Jedes Material hat seine eigene Geschichte, die darin eingebaut ist. Es gibt nicht so etwas, wie ein »besseres« Material. Es ist genauso unnatürlich für jemanden, mit Ölfarben oder mit irgend etwas anderem zu arbeiten. Ein Künstler erzeugt sein Material aus seiner eigenen Existenz – seiner eigenen Ignoranz, Vertrautheit oder Zuversicht.

Mein Verhältnis zu meinen Materialien ist geklärt. Die wissen und ich weiß, daß wir gemeinsam etwas versuchen. Manchmal funktioniert das und manchmal nicht, aber für mich ist alles austauschbar, um Vorurteilen oder Erwartungen etwas entgegenzusetzen. Wenn solch ein Moment nicht genauso frisch, fremdartig und unvorhersehbar ist, wie das, was um einen herum passiert, dann ist es falsch. Die Natur einiger meiner Materialien schaffte mir ein zusätzliches Problem, weil ich herausfinden mußte, wie sie körperlich an einer Wand überleben konnten, wenn sie doch offensichtlich nichts auch nur in der Nähe einer Wand zu tun hatten. Das war der Beginn der »Combines«. Damit hatte ich außerdem eine andere Oberfläche, auf der ich arbeiten konnte und die auch noch ökonomisch war.

Als ich »Bed« machte, war mir buchstäblich alles ausgegangen, worauf ich hätte malen können. Ich hatte eine Steppdecke, die ich nicht mehr brauchte, und ich dachte mir, daß man die nehmen kann. Ich hatte auf flachen Oberflächen gearbeitet und sie mit den Witzseiten von Zeitungen beklebt. Damals stand ich auf Farbigkeit. Ich glaube, daß man zu meinen Bildern mit den Witzen sagen kann, daß sie befremdlicher sind als jede Art von Fiktion. »Bed« könnte man als erstes »Combine« betrachten, mal davon abgesehen, daß es eigentlich nicht richtig etwas mit den wahren »Combines« zu tun hat. Ich glaube, die »Untitled«-Arbeit in der

Panza-Sammlung – die mit dem Plymouth Rock-Huhn, den Spiegeln und Schuhen drauf – war das erste richtige »Combine-painting«.

BR: Deine frühen Arbeiten – die schwarzen, weißen, monochromatischen, sehr reduzierten Bilder – hatten für mich irgend etwas mit Meditation und auf eine verrückte Weise auch etwas mit Reinhardt zu tun. Und irgendwie auch mit Zen. Mit dem japanischen Zen-Konzept der Vernachlässigung von Nebensächlichkeiten, um sich in einen meditativen Zustand zu versetzen. Danach wird deine Arbeit reicher und reicher und reicher. Es gibt da eine sehr kritische Entscheidung in deinem Leben, die dich weggeführt zu haben scheint von Reduktion und bewußter Vernachlässigung hin zu Vielfalt und den roten Bildern und den »Combines«.

RR: Das geht ständig vor und zurück und das war schon immer so, selbst als ich darüber noch nicht nachgedacht habe. Ich habe eine Zeitlang flach gearbeitet, und dann fing ich wieder mit Skulpturen an. Die alte Sache von der inneren Dialektik, sich selbst zu widersprechen, die auch befreiend wirkt – das einzige, was zu etwas Neuem führt. Ich muß nicht nur mit Widersprüchen arbeiten, um irgend etwas zu erreichen, sondern auch, um etwas anderes zu vermeiden. Das versetzt mich in eine schizophrene Spannung.

Die Stärke meiner Arbeiten liegt darin, wenn ich das sagen darf, daß ich mich entschieden habe, das Ordinäre zu adeln. Meine Zeitgenossen errichteten da schon ihre Denkmäler. Ich glaube, wenn man sich nicht bewegt, tritt man irgend jemand anderem auf die Füße. Wenn man zu lange still steht, steht man ihnen im Weg. Und deswegen macht es mir keine angst, mich zu verändern – tatsächlich macht mir genau das Gegenteil angst. Wenn man sich nicht entwickelt, dann verrottet man langsam. Es ist sehr merkwürdig, daß viele aufregende, reife Menschen mit großem Talent ihr Leben darauf reduziert haben, in einem Bestattungswohnzimmer zu leben. Sie wollen ein Stück Land für sich haben. Nun, was das aber

Weißes Bild, 1951

Schwarzes Bild, 1951–1952

für ein Land ist, wo es ist und wieviel es gekostet hat – all das zählt nichts, wenn dieser Besitz den Tod bedeutet.
BR: Aber du mußt doch glauben, selbst bei all den Zweifeln, die du hast, daß du am nächsten Morgen, wenn du aufstehst, eine Idee hast. Die mag zwar nicht gut sein, aber es gibt sie.
RR: Das ist mir egal. Das ist mein Problem, ob es nun eine gute oder eine schlechte Idee ist. Vielleicht hoffe ich ja sogar, daß es eine schlechte Idee ist.
In der Lage zu sein, seinen eigenen Kopf leer zu machen – das liebe ich. Deswegen geh ich gern angeln. Wenn ich bis zu den Brustwarzen im Golf von Mexiko stehe und einen Köder an der Angel habe, dann besteht immer die Möglichkeit des Unerwarteten. Und während ich auf das Unerwartete warte – ein seltener Fisch, ein Witzbold von Fisch, der verrückt geworden ist und die Schule verlassen hat – wird auf einmal das »Nichtfangen« des Fisches zum Mittelpunkt. So was öffnet meinen Kopf und Gedanken können »ziellos« durch meinen Kopf schwimmen.
BR: Deine Bilder sind historisch, aber eher weltgeschichtlich. Da findet man kaum etwas darüber, wie du dich an dem einen oder anderen Tag gefühlt hast.
RR: Ich hoffe nicht.
BR: Aber es geht ganz bestimmt um Weltereignisse.

Was war eigentlich mit den ausgestopften Tieren? Die haben immer so lebendig ausgesehen.
RR: Ich bin mal an einem Geschäft vorbeigegangen, das eine ausgestopfte Ziege im Schaufenster hatte. Diese arme staubige, drekkige und schmierige Ziege tat mir sehr leid. In dem Geschäft wurden gebrauchte Büromöbel und Zubehör verkauft. Alles war unglaublich staubig. Bei dieser Angora-Ziege sah das einfach schrecklich aus. Ich ging hinein und fragte den Typen, wieviel er für die Ziege haben wollte. Er antwortete, daß er die Ziege nicht verkaufen wolle, weil sie einer seiner ersten Fehler war, die er ge-

macht hatte. Seine Waren hatte er aus Auktionen der Eisenbahn, bei denen nicht abgeholte Sendungen versteigert wurden. Das war das erste Mal, das er sich bezüglich des Inhalts einer Kiste vertan hatte. Die Ziege war auf dem Weg zu einer Woll-Tagung gewesen. Das Projekt mußte wohl abgesagt worden sein, denn die Ziege stand nun mal hier mitten zwischen den staubigen Möbeln. Ich hatte nur 15 Dollar bei mir, und zu Hause hatte ich auch nicht viel mehr. Ich überredete den Typen, daß wir beide unser Problem lösen könnten. Er brauchte nicht länger diese peinliche Erinnerung um sich herum zu ertragen. Ich würde sie ihm abkaufen und ihm 35 Dollar geben. Ich gab ihm erst mal die Hälfte des Geldes. Den Rest wollte ich ihm dann ungefähr sechs Jahre später zahlen, aber da existierte das Geschäft nicht mehr. Das hat mich nicht überrascht, aber zumindest hatte ich versucht, den Kauf ordnungsgemäß abzuschließen. Das war der Anfang von »Monogram«. Ich habe mehr Geld für Shampoo ausgegeben, um die Ziege sauber zu bekommen, als für den Kauf.

Ich habe mit den Tier-Sachen aufgehört, nachdem ich dahintergekommen war, wie mein Präparator an die Tiere kam. Der war auf der Sechsten Avenue – ein wirklich altmodisches Tierpräparator-Geschäft. Dort habe ich das Hühnchen für die Panza-Arbeit, »Plymouth Rock« und das Hühnchen für »Odalisque« gekauft. Der ganze Laden war voll mit den verschiedensten ausgestopften Tieren. Er sagte mir, was immer ich suche, er habe es. Irgendwann brauchte ich ein Hühnchen, und er sagte mir, daß er in zwei Tagen eins hätte. Nun, es stellte sich heraus, daß er einfach eins dafür getötet hatte. Darum habe ich aufgehört, ausgestopfte Tiere für meine Arbeit zu benutzen.

Kennst du den Igel in »Canyon«? Sari Dienes rief mich irgendwann an. Sie wohnte in den Carnegie Studios, und neben ihr wohnte einer der letzten Überlebenden von Teddy Roosevelts Rough Riders. Er war gestorben, und die Pförtner hatten seinen ganzen Kram rausgeschmissen. Sari sah den ausgestopften Igel und

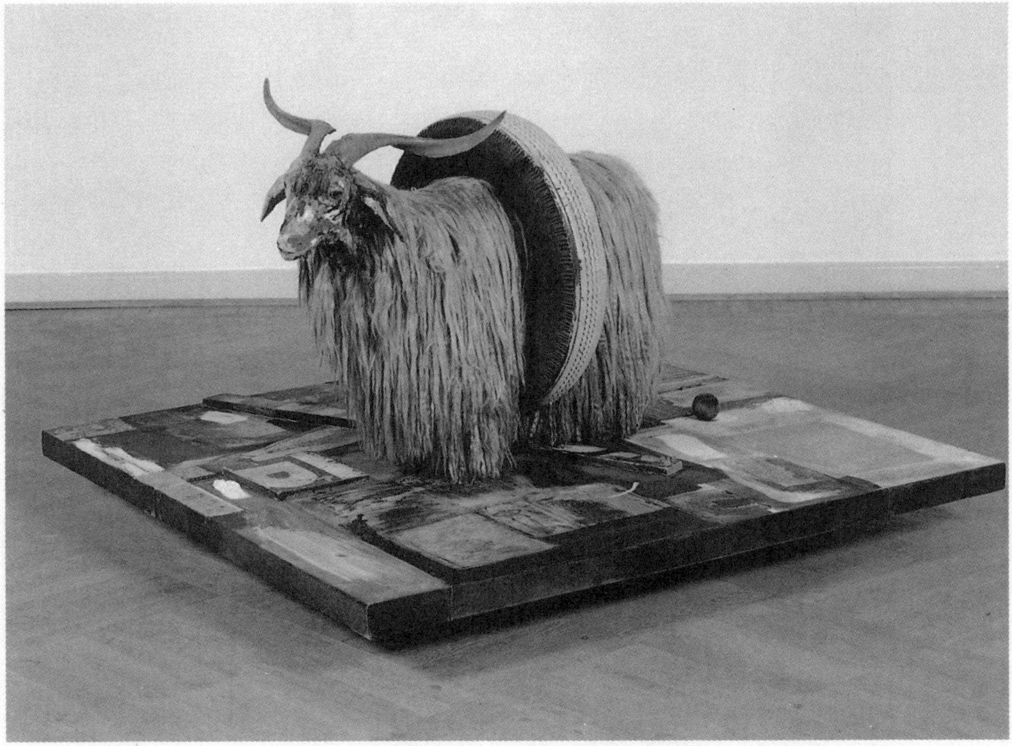

Monogramm, 1955–1959

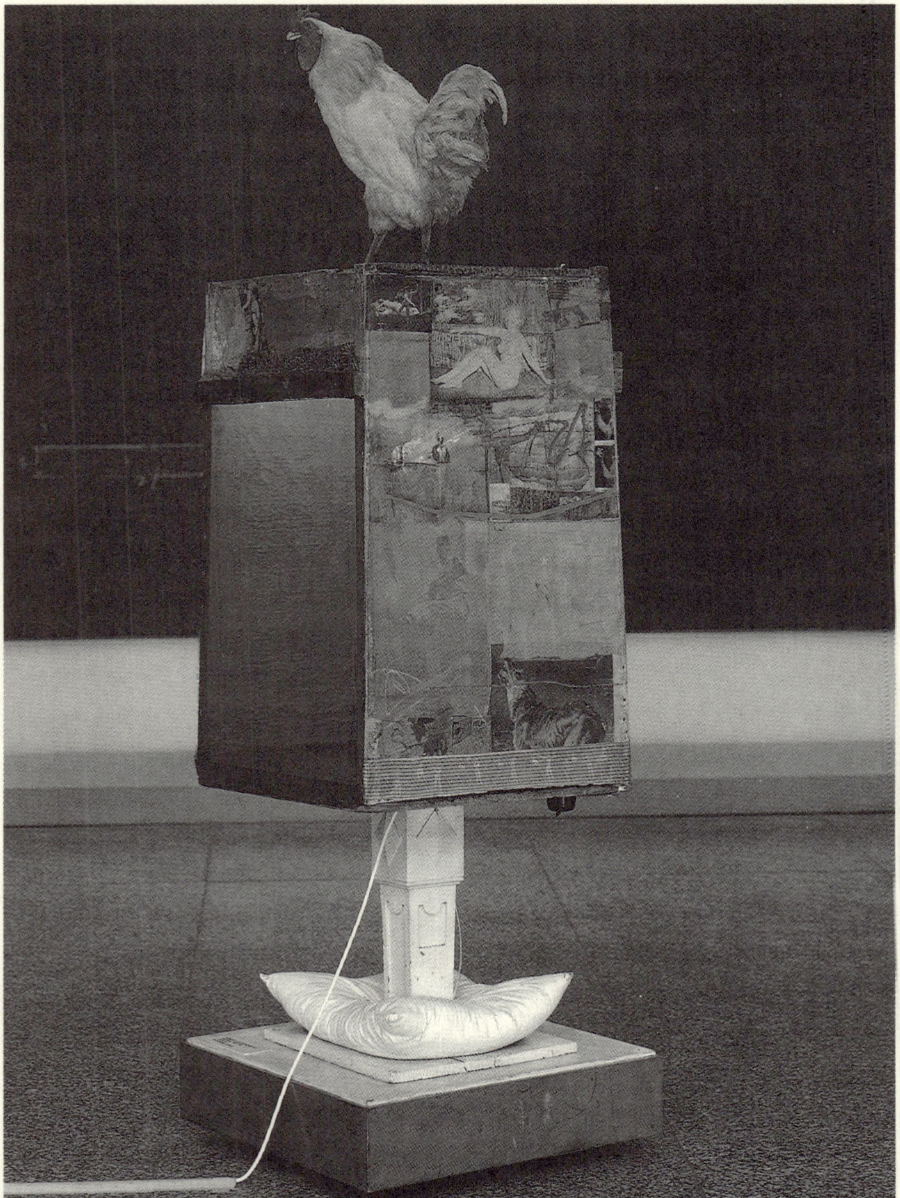

Odalisque, 1955–1958 (Haremsdame)

fragte mich, ob sie ihn nicht für mich aufheben sollte. Natürlich sagte ich ja. Ileana Sonnabend hat das Bild gekauft. Sie kann das Bild übrigens nicht aus dem Land bringen, weil Igel zu den bedrohten Tierarten gehören. Das mußt du dir vorstellen – der Igel eines Rough Riders darf nicht in einer Ausstellung außerhalb Amerikas gezeigt werden.

Wir haben ja schon über »Barge« gesprochen. Ich war irgendwann an einem Nachmittag bei Jim Dine im Studio. Ich war sehr aufgedreht – einfach voller Ideen. Die Arbeit, die er gerade machte, steckte mich an, und ich wollte auch etwas machen. Ich wollte etwas ganz Phantastisches machen. Aber ich hatte keine Leinwände mehr. Deswegen bin ich in halsbrecherischer Geschwindigkeit zu Rosenthal gelaufen, was ungefähr fünf Straßen entfernt war. Ich habe dort auf Kredit die größte Rolle Leinwand, die sie hatten, gekauft. Ich nahm sie mit nach Hause – damals wohnte ich noch auf dem Broadway –, spannte sie auf die Wand und begann zu arbeiten. Das war der Anfang von »Barge«.

Am nächsten Tag war ich bei der Mike Wallace Show im Fernsehen. Ich dachte eigentlich, daß das Interview ganz gut war, aber er ist danach noch mal ins Studio gegangen und hat alle Fragen geändert. Ich glaube, das war ziemlich mies. Bei den Filmaufnahmen malte ich, und jedesmal, wenn ich eine Pause machte, wurden mir Fragen gestellt: Warum ich was mache, worauf das hinausläuft, und was es ist. Ich hasse solche Fragen. Deswegen habe ich einfach weitergemalt. Ich hatte einen großen Industrie-Fön, damit die Farben trockneten, während ich arbeitete – ich konnte also direkt weitermachen – aber ich konnte den Fön nicht anlassen, weil das die Aufnahmen störte. »Barge« habe ich in weniger als 24 Stunden fertig gemacht, und es blieb so, wie es war.

Danach bin ich zur ersten Ausstellung von Niki de Saint-Phalle in Amerika in der Iolas-Galerie gegangen. Es war sehr voll. Ausstellungseröffnungen waren immer auch gesellschaftliche Ereignisse.

Niki hatte viele Freunde. Teeny Duchamp war da, und mir war irgendwie die ganze Zeit sehr heiß. Ich ging raus auf den Balkon, weil ich mich fiebrig fühlte. Danach ging ich wieder runter, weil ich glaubte, daß ich nach Hause müßte. Niki küßte meine Hand, und dann sagte sie: »Mein Gott, guck mal auf deine Arme!« Ich hatte mich vorher gar nicht angeschaut. Meine Arme waren angeschwollen wie Ballons und knallrosa. Ich nahm mir ein Taxi nach Hause. Es juckte mich überall. Im Taxi zog ich mich fast ganz aus. Ich war rot wie ein Feuerball. Ich raste die Treppen hoch und rief Dr. Vechsler an. Er fragte mich, was ich heute gemacht hätte. Ich erzählte ihm, daß ich »Barge« gemalt hätte, und er sagte, daß sich das wie eine Bleivergiftung anhörte. Es stellte sich heraus, daß die weiße Siebdrucktinte verseucht war. Er konnte die ganze Sache übers Telefon diagnostizieren und schickte ein paar Medikamente vorbei. Ich hatte dann eine wunderbare Zeit – ohne Kleidung lief ich vollgepumpt mit Anti-Juck-Arzneien wie ein rosa Ballon durch die Gegend. Ein anderes Mal, das war auch noch am Broadway, war mir langweilig, und ich überlegte mir, daß ich an einem schwarzen Bild weitermalen sollte. Das war Teil des Konzeptes. Das große, daß ich gemacht hatte, bestand aus fünf Teilen. Ich glaube, heute sind es vier Teile, aber das Konzept bestand darin, daß ich einfach immer noch einen Teil dazu machen konnte. Das ist vielleicht der Ursprung für das Konzept, das ich mir für »Quarter Mile« ausgedacht hatte. Ich habe immer noch ein paar Rahmen, die die Größe der schwarzen Bilder haben, so daß es auch heute noch wachsen könnte. Vielleicht mache ich das, wenn ich das nächste Mal in New York bin und mich langweile. Auf jeden Fall starrte ich auf dieses schwarze Teil und fragte mich, was sich eigentlich darunter befand, weil ich meine Bilder immer und immer wieder übermalte – nicht so sehr aus Sparsamkeit , sondern aus Armut. (Sparsamkeit ist eine Idee, Armut ein Zustand.) Deswegen kratzte ich mit einem Spachtel die Farbe ab. Darunter befand sich ein unglaublich schlechtes Bild!

Außerdem hatte ich eine meiner Leinwände zerstört. Das werde ich nicht noch einmal versuchen!
»Bed« sollte eigentlich kein Bett werden. Ich habe es »Bed« betitelt, weil ich ein Kopfkissen drauf machte. Das Steppdeckenmuster wurde einfach nicht abstrakt. Egal wieviel Farbe ich auftrug, für mich wurde nichts anderes daraus als eben eine Steppdecke. In meinem Leben hatte ich viel mit Steppdecken zu tun. Ich bin früher oft unter den Arbeitstisch meiner Mutter gekrochen, die zusammen mit anderen Frauen Steppdecken nähte. Die Frauen in Port Arthur hatten nicht viel anderes zu tun, als Konserven oder Steppdecken herzustellen. Selbst wenn sie andere Talente hatten, das war ihr Job. Ich habe es geliebt, unter die Steppdecken zu kriechen. Für mich waren das große schöne Zelte. Ich war fast immer das einzige Kind in der Gegend, und ich mußte mich so gut es ging selbst beschäftigen. Vielleicht habe ich deswegen so eine klare Vorstellung davon, was eine Steppdecke ist.
Der einzige Weg, wie ich die Steppdecke auf eine abstrakte Weise befreien konnte, war, sie selbst zur Abstraktion werden zu lassen – zu einem Stück Farbe. Tomlin konnte so etwas. Bei seinen Arbeiten gibt es alle paar Zentimeter etwas Neues. Bei mir funktionierte das nicht, bis ich das Kopfkissen drauf machte, und die Steppdecke so zu einer Abstraktion eines Bettes wurde.
BR: Wen hast du damals in New York noch gekannt?
RR: Yves Klein machte in den frühen Sechzigern seine blauen Bilder. Tinguely war ein guter Freund von ihm. Diese Leute – Arman, César – kamen alle aus Südfrankreich. Die hingen auf Friedhöfen rum, und machten sich merkwürdige Gedanken über ihre Vorfahren.
BR: Yves Klein, Arman und Tinguely waren 1961 alle in New York. Es gab einen Austausch zwischen Paris und New York. Wie hast du Klein kennengelernt?
RR: Durch Marcel Duchamp. Ich habe Duchamp in den frühen fünfziger Jahren in der Stable Galerie kennengelernt. Er hat sich

eine meiner Skulpturen angeschaut. Es war eine Kiste mit Nägeln und Steinen drin. Ich wußte, wer er war, und ich war sprachlos. Er war lange nicht mehr in der Kunstszene zu sehen gewesen. Er drehte die Kiste um, er wußte was passieren würde. Er sagte: »Ich glaube, den Song habe ich schon mal gehört.« Die Skulptur hieß »Music Box«.

BR: Hat Duchamp dein Denken verändert?

RR: Genauso wie John Cage. Er war eine großartige Persönlichkeit. Er war jemand mit sehr dynamischen Ideen und Zielen. Er schwamm gegen den Strom. Ich glaube, das hat mich beides sehr inspiriert. Ich schwimme auch, unabsichtlich, gegen den Strom. Bei Duchamp war es Absicht, und ihm war es egal, ob das Dada genannt wurde.

BR: Er wollte ein Philosoph sein.

RR: Er *war* ein Philosoph. Jeder, der Gummibänder mit Draht an der Decke befestigt, bevor er in Chicago ins Bett geht, muß ganz einfach streitsüchtig und rechthaberisch sein.

BR: Deine Motivation könnte gar nicht gegensätzlicher sein als die von Duchamp. Duchamp war nur Strategie – alles ein einziges Schachspiel. Das hat nichts mit Zufall zu tun.

RR: Ich habe versucht, John Cage zu erklären, daß man mit dem Zufall kein Bild malen kann, ohne daß daraus eine intellektuelle Arbeit wird. Zum richtigen Zeitpunkt kann man den Zufall benutzen, weil man dann auch die Zeit verändern kann.

BR: Die Idee, die Zeit in deine Kunst miteinzubeziehen, kann man wörtlich nehmen. Zum Beispiel in den Bildern, auf denen Uhren zu sehen sind. Ich glaube nicht, daß dich französisches Denken angesprochen hat.

RR: Ich mag den Surrealismus nicht. Ich glaube, daß Dada von Leuten wie Breton völlig falsch repräsentiert wurde. Die Surrealisten haben versucht, Leute zu vereinnahmen und sie zu benutzen, weil sie visuell interessante Motive brauchten. Apollinaire war fantastisch. Ich glaube, daß man kein Dadaist sein muß, um solche hervorragenden Avantgarde-Calligram-Gedichte zu machen. Ich hätte beinahe eins bekommen, wie du weißt.

BR: Du benutzt oft Buchstaben in deiner Arbeit, aber nur als zusätzliches Element.

RR: Die Dadaisten interessierten sich alle für Grafiken. Ich glaube, es war sehr europäisch, Buchstaben zu benutzen.

BR: Jeder bedeutende Künstler hat heute viele Imitatoren.

RR: Früher gab es das nicht so oft.

BR: Früher gab es von allem weniger. Es gab weniger Künstler und weniger Galerien. Du hast dich entschlossen, Künstler zu werden, weil du mußtest, nicht weil du Geld verdienen oder Karriere machen wolltest. Kunst kam aus dir selbst, aus der Verzweiflung heraus, aus dem Nicht-anders-Können oder aus tiefer Liebe.

RR: Einige von uns hatten keine Alternative, obwohl ich glaube, daß ich ein großartiger Taxifahrer geworden wäre.

BR: Erzähl mir was über die weißen Bilder. War das eine dadaistische Geste?

RR: Nein. Das hatte mit Schatten und der Projektion von Dingen in einem Raum auf etwas leeres Weißes zu tun. Ich wollte nicht, daß die weißen Bilder jemanden auf den Gedanken bringen, daß nichts dunkel sein kann. Auf den schwarzen Bildern gibt es zusätzliche Strukturen, aber die weißen Bilder haben nur eine ganz normale Oberfläche. John Cage hat sie mal eine »Uhr des Raums« genannt.

BR: Wenn man sich diese Bilder heute anguckt, wirken sie sehr modern. Heute arbeitet man mit sehr komplizierten Oberflächen, wo die Strukturen entstellt sind. Ich habe einen Katalog über Arbeiten von Alice Cahaa. Sie war in Auschwitz und Bergen-Belsen. Sie glaubt, daß ein Mensch allein etwas verändern kann – zum Beispiel Raoul Wallenberg, ein Diplomat, der viele ungarische Juden gerettet hat. Ihre Arbeit ist von deiner sehr beeinflußt. Du bist ihr großes Vorbild. Sie sagt, daß deine Arbeiten immer sehr optimistisch und positiv waren.

RR: Wir können nicht ewig optimistisch sein. Wir müssen optimistisch und gleichzeitig realistisch sein.
BR: Du hast die einzigartige Fähigkeit, positiv zu bleiben. Die meisten Künstler fühlen sich, wenn sie nicht positiv aufgenommen werden, betäubt. Sie bleiben nicht bei ihrer Prämisse, daß Kunst eine positive Kraft in der Welt ist und daß sie sich um Optimismus und Führung kümmern muß. Ich glaube, das haben viele Künstler aus den Augen verloren.

Die »Combines« und »Sound Combines« arbeiten mit Kinetik und Licht. Du hast dich in den Sechzigern immer mehr mit Technologie beschäftigt.
RR: Das war meine sogenannte »Lunte anzünden«-Periode. Ich wohnte damals in einem alten Gebäude. Ich mußte praktisch einen 24-Stunden-Restaurator und -Elektriker anstellen. Kannst du dir vorstellen, daß man solche Arbeiten in meiner Wohnung macht? Keiner wußte, wo die Lunten waren. Das war wirklich sehr witzig.
BR: War das zu der Zeit, als diese Steuersache passierte?
RR: Richtig. Andy Warhol und ich waren auf der Liste der Steuerfahndung, weil wir uns politisch engagierten. Das hat mich fast bankrott gemacht. Der Typ von der Steuerfahndung sagte mir, wenn ich diese Erklärung nicht unterschriebe, würde er genau das gleiche mit allen Künstlern und Freunden, die ich jemals bezahlt oder gekannt habe, machen. Er sagte, daß er eine Menge Unterlagen hätte.
Rubin Gorewitz, mein Steuerberater, versuchte mich vor diesem ungeheuren Desaster zu beschützen, und er erlaubte mir eine Gegenüberstellung nur bei der Urteilsverkündung. Ich flog nach New York und schaute dem Agenten direkt in die Augen, um dann festzustellen, daß er ein Glasauge hatte. Mit so was hatte ich natürlich noch keine Erfahrungen gemacht: Guckt man jemandem mit einem Glasauge und einem normalen Auge ins Glasauge, um ihn

damit zu trösten, daß es ganz normal aussieht, oder guckt man ihm ins richtige Auge und betont damit, daß er ein Glasauge hat?
BR: Was genau hast du da unterschrieben?
RR: Eine Erklärung. So was wie ein Geständnis. Ich gab zu, daß ich dem Finanzamt Geld schuldig war, aber das war erheblich weniger, als sie von mir wollten. Ich hatte immer meine Steuern und so was bezahlt. Es war natürlich schrecklich zu denken, daß man auf irgendeine Art und Weise dafür verantwortlich war, was dann mit anderen Leuten passieren würde, die nicht so ehrlich waren wie ich. Ich hatte damals soviel Schulden wie nie zuvor, aber zumindest sind meine Freunde nochmal davongekommen. Das erste Mal wurde gegen mich ermittelt, als ich die »Nine Evenings« machte. Die hatten herausgefunden, daß es in meinem Keller, wo ich meine Unterlagen aufbewahrte, gebrannt hatte. Kopien meiner Quittungen von der »Nine Evenings«-Ausstellung wurden nicht akzeptiert. Es war eine sehr teure Produktion.
Auch heute bin ich eher noch ein politisch auffälliges Großmaul. Zur Zeit scheint es mir so, daß niemand irgend etwas sagt, und deswegen wirft meine Zunge ganz besonders große Schatten.
BR: Erzähl mir, wieso du dich für Technologie interessiert hast. Wie kam es zur Gründung von »Experiments in Art and Technology«?
RR: Ich hatte Billy Kluver, einen Physiker bei Bell Labs, hier und in Schweden getroffen. Er gab mir die Anregung, daß die Möglichkeiten der neuen Technologien grenzenlos wären. Und natürlich hatte er recht. Es war eine schwierige Übergangsphase, weil ich normalerweise sehr viel handwerklich arbeitete. Ich verlasse mich gewöhnlich auf den unmittelbaren Anblick und die Aktualität einer Arbeit. Sich plötzlich mit Theorie und deren Möglichkeiten zu befassen, bedeutete, daß man sich auf Versprechungen einließ, ohne zu wissen, was daraus wird.
BR: Du hast in den späten Sechzigern und frühen Siebzigern ein paar Arbeiten gemacht, die auch neue Technologien miteinbezo-

gen. Der Höhepunkt war dann auf der Expo '70 erreicht – mit der großen Schlammarbeit, mit der du dort vertreten warst. Hattest du das Interesse an Technologie verloren? Was ist aus EAT geworden?

RR: Wir wurden rausgeworfen. Das ging sehr langsam und war sehr schmerzlich. Wir hatten verschiedene Firmen organisiert, schickten Künstler zu ihnen. Und das war das Ende. Wir fanden raus, daß die Schwächen im mittleren Management lagen. Die Ingenieure waren sehr erfreut darüber, einen Neuen an Bord zu haben. Das Top-Management war aus den verschiedensten Gründen darauf erpicht, Resultate geliefert zu bekommen, aber das mittlere Management hatte keine Ahnung, wie es an die Informationen der Ingenieure kommen konnte. Die wußten nicht, welche Informationen den Leuten an der Spitze gefallen würden. Und das hat die Sache erledigt. Wir hatten Dichter, Maler, Filmemacher, Video. Mir war klar, daß viel erforscht wurde, was nicht sonderlich viel brachte, wenn dabei so etwas herauskommt wie das Kompakttelefon. Die Gerätschaften, die die neue Technologie hervorgebracht hatte, sollten schon für etwas mehr genutzt werden. Es sollte eine kreative Basis sein.

BR: Bestandteil der Idee von »Experiments in Art and Technology« war es, in andere Länder zu gehen, und ich glaube, der Einfluß ist auch bei ROCI zu spüren, aber mittlerweile machst du das nur noch allein. Das hat nicht mehr wirklich etwas mit neuen Technologien zu tun. ROCI ist Kommunikation auf einer eher persönlichen Ebene.

RR: Das ist richtig. Bei der Arbeit mit den Ingenieuren bei Bell Labs hatten wir ein paar sehr gute Leute kennengelernt. At & T zum Beispiel könnte neue Technologien aufgreifen und sich jederzeit stärker global orientieren. Die sollten sich eigentlich für Kommunikation interessieren.

BR: Aber was ist passiert? Damals schien doch so viel möglich.

RR: Wir hatten allen Angst gemacht. Das hatte nichts mit Ökonomie zu tun. Wir reden hier doch von einer Firma, die vom Staat zur Zahlung von Millarden von Dollar verklagt werden kann und noch nicht mal mit der Wimper zuckt. Es war Furcht. Furcht vor Kreativität. Unsicherheit vor Veränderungen.

Die ganze Sache ist einfach in sich zusammengestürzt. Billy Kluver wurde wegen EAT verklagt, und ich mußte mehr Bilder verkaufen, um zu verhindern, daß Billy ins Gefängnis mußte. Ungefähr neunzehn neue Patente waren direktes Resultat der Ereignisse bei »Nine Evenings of Theater and Engineering«, wurden aber den Ingenieuren der entsprechenden Firmen zugeschrieben. Zum Beispiel hatte ich meine Schuhe mit einem Produkt bemalt, das erst auf Infrarotfilm sichtbar wird. Die Technologie, die für »Soundings« benutzt wurde, (eine Arbeit, die jetzt in Deutschland ausgestellt wird) hat wesentlich Anteil an der Entwicklung eines Heilverfahrens für Taube, das mittlerweile nahezu perfekt ist.

BR: Es war aufregend, damals dabei zu sein. Aber es muß doch sehr enttäuschend gewesen sein, auf einmal gegen eine Mauer zu laufen.

RR: Alle haben gesagt, für dich ist das doch nur Avantgarde.

BR: Aber für viele Leute ist das doch auch sehr entmutigend.

RR: Avantgarde ist nie erfolgreich. Zu Hause ist sie erfolgreich, aber nicht in der Welt da draußen.

BR: Das ist eine interessante Assoziation – Avantgarde als Versagen zu definieren. So etwas wie Grenzen austesten bis jemand sagt: »Stop. Bis hierhin und nicht weiter.« Aber wenn man nichts austestet, erreicht man nichts, und es passiert auch nichts.

RR: Man erreicht überhaupt nichts, es sei denn, man steht vor einer Mauer.

Wo von Mauer die Rede ist, wir hatten eine Retrospektive in Berlin während des Winters. Das war keine ROCI-Ausstellung. Sie fand in einer Galerie im ersten Stock statt, und wir mußten die Wände abdecken, um überhaupt irgendwo Bilder aufhängen zu können. Die Galerie lag zwischen einer Post und einer Kapelle. Das war die

Kapelle mit dem Glockenturm, den die Amerikaner während des Zweiten Weltkriegs in die Luft jagten. In dem Zoo hinter uns kratzten sich die Schimpansen ihre dicken Eier an etwas, das aussah wie Eiswürfel. Unter der Galerie gab es einen Porno-Shop und ein Geschäft, das Plastikblumen verkaufte. Was für eine tolle Gegend! Und wußtest du, daß ich ein Jahr später dort in der Nationalgalerie ausgestellt habe? Die war noch ungünstiger für eine Ausstellung, weil überall Glas war. Und trotz des vielen Glases hatte man keinen Ausblick. In der kleineren Galerie konnte man zumindest aus dem Fenster gucken und die Schimpansen oder eine Hure beobachten. Ich glaube, beim erstenmal war die Gegend besser.

BR: Warum verreist du so oft? Warum hast du dieses Bedürfnis, alles einmal gesehen zu haben?

RR: Ich brauche das. Das wird mein Appetit sein. Das Schlimmste, was mir passieren könnte, wäre, daß ich herausfinden würde, was die Antwort ist. Was hat noch gleich Gertrude Stein auf ihrem Sterbebett gesagt, als man sie fragte, was die Antwort sei: »Wie heißt die Frage?« Deswegen muß ich ständig meine Fragen verändern. Der einzige Weg, dies zu gewährleisten, ist, offen für alles zu bleiben.

BR: Mir fällt ein, wie gut du Oyvind Fahlstrom gekannt hast.

RR: Seine Kunst hatte Zukunft. Sein Tod hat mich sehr getroffen. Ich besitze seine erste große Arbeit. Sie hat einen sehr langen Titel. Ein Museum in Stockholm hat eine Skizze davon. Babro Ostlihn, Oyvinds Frau, malte auch. Von ihr habe ich ein wunderbares Chrysanthemum, an dem sie drei Jahre gearbeitet hat.

BR: Sie hatte ein paar sehr gute Ausstellungen, aber man sagt, daß ihre Arbeiten nicht avantgardistisch genug waren.

RR: Das ist wieder so etwas, was ich nicht mag. Etwas als Avantgarde zu bezeichnen. Man ist da in einer sehr konfusen Situation – man muß lange genug und konstant hassen, um dann später Anerkennung zu bekommen. Zuerst muß man gehaßt werden, und dann wird man von allen geliebt. So ist das heute.

BR: Ich kenne viele gute Künstler, die zur Zeit keine Galerie finden.

RR: Wunderbar. Wunderbar, daß überhaupt noch jemand abgelehnt wird. Wie kann man stark werden, wenn es so leicht ist, Ausstellungen zu bekommen?

BR: Du arbeitest nicht nach Skizzen. Warum malst du keine Bilder? Warum sind sie alle gedruckt?

RR: Ich will nicht, daß meine Persönlichkeit im Bild deutlich wird. Deswegen habe ich auch immer den Fernseher laufen. Und die Fenster offen. Ich will, daß meine Bilder das Leben widerspiegeln, und das Leben kann nicht aufgehalten werden.

BR: Du sagst, daß du wie ein Stück lichtempfindliches Papier bist, das nur belichtet wird?

RR: Richtig. Wenn ich zum Beispiel ein Bild malen würde wie die Schatten in meinen Fotografien, dann müßte ich so viele Entscheidungen treffen über jede einzelne Linie. Jede einzelne Linie würde dabei meine eigenen Grenzen aufzeigen. Bei dem, was ich jetzt mache, gibt es keine Grenzen.

BR: Aber wenn du dich für Bilder entscheidest, finden doch unglaublich viele Selektionen statt.

RR: Natürlich, aber das erst, nachdem Tatsachen da sind. Es ist meine eigene persönliche Psychose, daß nur der Hintergrund bestimmt, was man vorne sehen kann. Nur wenn man das alles akzeptiert, was es um einen herum gibt, kann man sich selbst völlig visualisieren. Und gleichzeitig ist die eigene Selbstvisualisierung eine Widerspiegelung dessen, was einen umgibt. Albers hatte da ganz recht. Deswegen mag ich auch Cézanne so sehr. Matisse hat gesagt, daß man zwischen den Zeilen lesen muß. Wenn er mit einer Linie, sagen wir, am Ohr aufhört und sie im Nacken wieder auftauchen läßt, dann trainiert er damit den Geist des Betrachters, die Lücken selbst zu füllen.

BR: In deinen Bildern tauchen immer wieder Fragmente auf. Dinge tauchen plötzlich auf und verschwinden wieder. Dabei ist es abhängig von der Kenntnis eines Bildes, ob man es komplettieren kann. Duchamp meinte, daß der Betrachter auch am kreativen Akt beteiligt sein muß.

RR: Er hat dieses Engagement durch Sprache kreiert, erzählerisch.

BR: Du sprichst durch Bilder. Du hast als Fotograf angefangen?

RR: Ich bin immer noch Fotograf.

BR: Gab es nicht ein paar Jahre, wo du nicht deine eigenen Fotografien benutzt hast?

RR: Nein. Ich habe nur mit dem Fotografieren aufgehört, als meine Kameras weg waren. Meine Lieblingskamera ist mir gestohlen worden. Ich habe sie immer mit mir rumgeschleppt. Cartier-Bresson war ein Freund von mir. Mittlerweile hat er praktisch das Fotografieren für die Malerei aufgegeben, aber wir haben früher oft zusammen fotografiert. Er hatte immer seine Kamera dabei, weil das für ihn eine Möglichkeit war, irgend etwas oder irgend jemand anzuschauen, ohne selbst gesehen zu werden. Es war für ihn eine Möglichkeit, sich draußen in der Welt zu verstecken. Wie eine Maske, die es ihm ermöglichte, in die Welt draußen einzutauchen.

Meine Lieblingskamera war eine Rollei. Das war ungefähr 1967. Ich hatte so ein enges Verhältnis zu meiner Kamera, daß ich nur durch sie schauen mußte, um zu erkennen, ob mich das Bild interessiert. Die Rollei stellte sich selbst scharf und wählte die richtigen Belichtungszeiten, sie war wie eine Fortsetzung meiner Hände. Ich habe nie einen Belichtungsmesser benutzt. Nun, diese Kamera wurde mir gestohlen. Ileana Sonnabend schenkte mir eine ganz neue High-Tech-Rollei, Gott schütze sie, aber mit der Kamera konnte ich nichts anfangen. Mittlerweile habe ich mir selbst eine richtige High-Tech-Kamera gekauft.

Dorothea Rockburne hat einen Teil meiner Kameras bei einem Überfall verloren. Sie hatte sich drei meiner Kameras geliehen, um ihre Arbeit zu dokumentieren. Als ich sie bat, mir die Kameras zurückzugeben, brach sie in Tränen aus und erzählte mir, wie sie von einem Mann überfallen worden war, der ihr alle Kameras abgenommen hatte. Das war das zweite Mal, daß ich meine Ausrüstung verloren hatte, und ich glaube, ich hatte mich damals schon daran gewöhnt.

Als ich noch am Braodway wohnte, ging ich oft mitten auf den Union Square und machte Polaroids für Siebdrucke. Ich brauchte ganz einfache Bilder, zum Beispiel ein Glas Wasser oder ein Stück Faden oder Badezimmerboden mit einer Rolle Toilettenpapier. Das mußte keinen direkten emotionalen Gehalt haben. Ich brauchte sie, um die sozialen Implikationen abzuschwächen, um das Elend, das es draußen in der Welt gab, zu neutralisieren.

BR: Du benutzt keine Fotos, auf denen irgendeine Art von Elend dargestellt ist. Ich denke da an die Bilder, die du für deine Gemälde benutzt. Andy Warhol benutzte ständig Bilder von Tod und Zerstörung.

RR: Ich weiß.

BR: Und das Merkwürdige an deiner Jack-Kennedy-Arbeit ist, daß er noch lebte, als du es gemalt hast, oder zumindest, als du damit angefangen hast.

RR: Ich hätte es beinahe nicht zu Ende machen können. Er starb, während ich unterwegs war. Ich hatte schon Tausende von Dollar für die Siebdrucke ausgegeben. Das hatte weniger mit dem Geld zu tun, als mit der Haltung, einen Mord zu verherrlichen. Hätte ich aufgehört, wäre ich verdammt gewesen, hätte ich weitergemacht, wäre ich auch verdammt gewesen. Es konnte gar nicht falsch sein.

BR: Drucken ist ein Bestandteil deiner Kunst, der immer gegenwärtig ist. Der Abdruck einer Form, eher als eine Zeichnung oder Bild. Du magst es, etwas zu benutzen, das wirklich Eindrücke hinterläßt.

RR: Das trifft auch für einen Schatten zu.

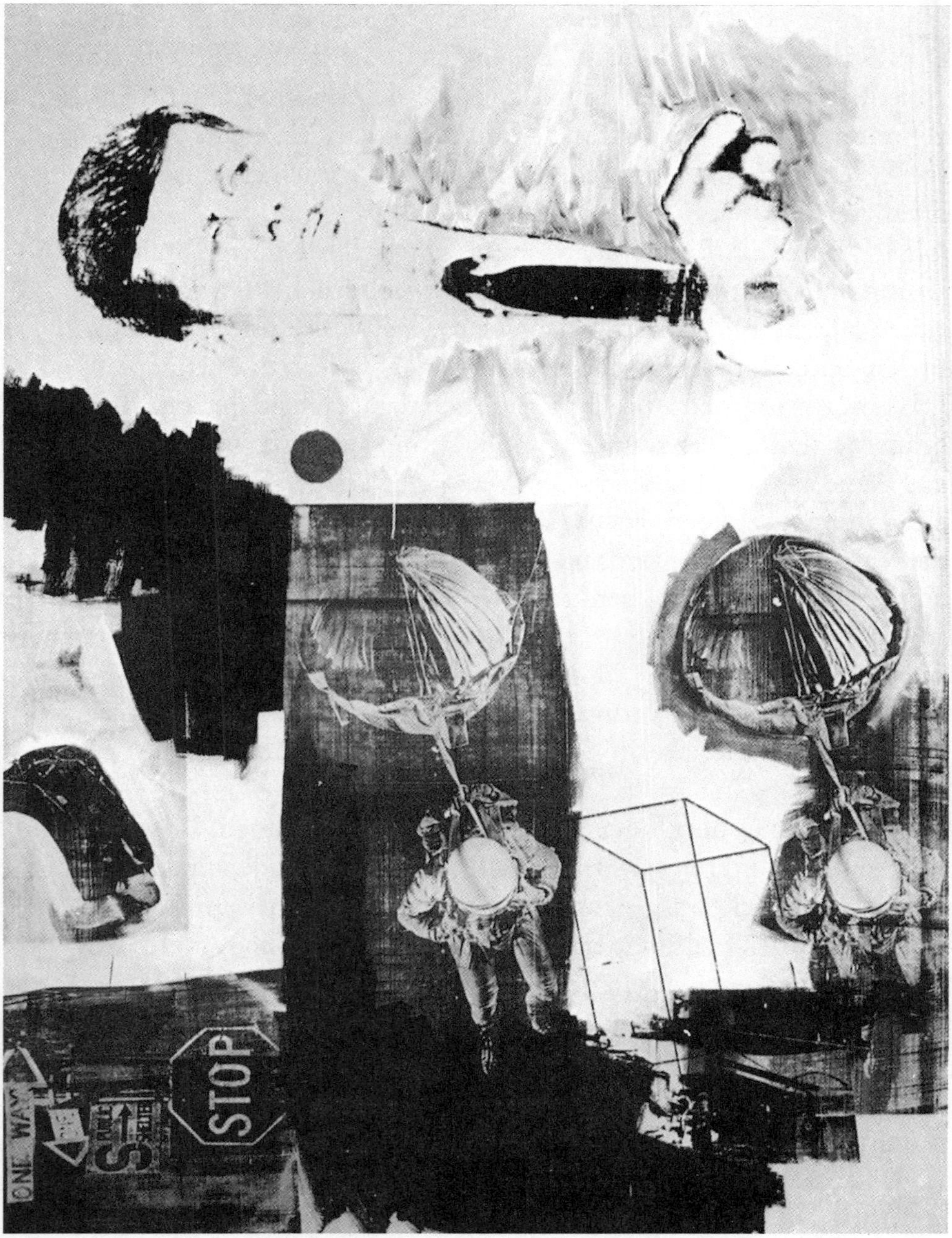


Quote, 1964

BR: Es zeigt, daß das Bild einmal gelebt hat und real ist. Wir haben gerade über Fotografie geredet. Wolltest du irgendwann mal lieber Fotograf als Maler sein?
RR: Mir war bewußt geworden, daß ich längst nicht alles über das Malen wußte. Und es gab viele Dinge in der Fotografie, von denen ich keine Ahnung hatte. Aber ich hatte mich beidem völlig verschrieben. Ich wollte für mein nächstes Foto-Projekt einen Fußmarsch quer durch die USA machen und sie Zentimeter für Zentimeter im Maßstab 1:1 fotografieren. Mir war klar, daß ich in zwanzig Jahren wegen Hausfriedensbruch in einem Gefängnis in Ashland sitzen würde, wenn ich das wirklich machen würde. Deswegen entschloß ich mich, vielleicht doch weiter zu malen. Dann irgendwann waren die Fotografien Bestandteile der Gemälde. Ich habe nie aufgehört, ein Fotograf zu sein.
BR: Du hast wirklich das Bedürfnis, alles zu sehen und alles miteinzubeziehen.
RR: Ich glaube, genau darum geht es.
BR: Aber da ist doch auch das Bedürfnis, nichts auszuschließen. Alles muß doch miteingebracht werden – Einbeziehen statt Ausschließen.
RR: Nun, es geht um mehr als nur simple Vermutungen. Ich will nicht, daß man glaubt, ein Bild sei nur das, was es sein soll. Bei allem, was es gibt, möchte ich diese Eins-zu-Eins-Beziehung.
BR: Ich erinnere mich, daß ich dich öfter am Broadway besucht habe. Ich ging gern dorthin, weil ich mein Baby Rachel mitbringen konnte. Ständig waren deine Freunde da. Es war wunderbar. Es war ein Ort, an dem man alte Freunde wiedersehen konnte.
RR: Und neue finden konnte.
BR: Und du warst immer da und hast gearbeitet. Es hat mich unter anderem fasziniert, daß du dich, obwohl so viel um dich herum los war, konzentrieren konntest. Es schien mir, daß du es nötig hattest, daß eine Menge um dich herum los war – Fernsehen, Radio, Zeitschriften...

RR: Vielleicht auch noch, daß jemand in der Ecke probt...
BR: Überall war irgend etwas los! Einmal war ich mit Rachel da. Sie lag in ihrem Kinderwagen, und Sweetie, dein Wickelbär, sprang in ihren Wagen und wollte sie beißen. Du hast dann Sweetie beim Schwanz gepackt. Alles mögliche konnte dort passieren. Aber im Grunde war es sicher. Das war ganz anders als in Andy Warhols Factory. Die Atmosphäre war familiär, und jeder sorgte für jeden. Es gab nur ganz wenige negative Dinge.
RR: Vielleicht waren unsere Gifte damals simpler.
BR: Wir hatten unsere Familienkräche, aber nichts wirklich Ernsthaftes.
RR: Nichts konnte wirklich tödlich sein. Da konnte nichts passieren, das man später nicht durch einen Anruf aus der Welt schaffen konnte.
BR: Nicht einmal Liebeskummer?
RR: Auch darüber kann man reden.
BR: In der Factory konnte man keinen Liebeskummer haben. Dort gab es so etwas wie Romantik nicht. Ich glaube, du bist ein sehr romantischer Künstler.
RR: Fort Myers News Press sagt, daß der Grund dafür, daß ich das Time-Titelbild gemacht habe, reines Mitleid war.
BR: Als ich das Time-Titelbild sah, dachte ich mir, vielleicht ändern sich die Zeiten. Bob zu fragen, ob er ein Titelbild macht, ist ein Symbol dafür, daß sich die Dinge ändern. Deine Arbeit stand immer für Veränderungen – aus positiven und humanistischen Gründen. Andrew Wyeth wurde nicht gefragt, ob er das Titelbild macht, und das hatte seine Gründe. Alle hatten die Schnauze davon voll, und es war Zeit für einen Wechsel. Es gelingt dir gut, Veränderungen auszudrücken.
RR: Ich habe ein stummes, sehr offenes Bild gemacht, um Raum für Veränderungen zu lassen.
BR: Du hast noch nie depressive Kunst gemacht.
RR: So was hasse ich. Ich war der einzige Künstler in der »Stop

Nuclear Development Group«, der sagte, daß wir den Leuten auch etwas geben müssen, worauf sie sich freuen können. Ich wollte da keine Totenköpfe oder Knochen machen. Im Katalog später war ich der einzige mit Blumen und Gewächsen. Ich habe nie an nur eine Möglichkeit gedacht – es gibt immer Polaritäten.

BR: Aber was ist denn dann mit den schwarzen und den weißen Bildern?

RR: Ich habe sie zur gleichen Zeit gemacht!

Ich habe mit der lichtempfindlichen Leinwand fast genauso gearbeitet, wie ich das bei den weißen Bildern gemacht hatte. Diese Leinwand nimmt die Schatten auf. Ich möchte immer noch ein Projekt machen, bei dem die Wände all die Bilder absorbieren, die sich im Raum zeigen. Der fotografische Prozeß war nicht erfolgreich, weil ich Bilder nur herausnehmen und nach Beendigung des Prozesses keine mehr hinzufügen konnte. Die Beschäftigung mit Siebdruck war irgendwie nur ein Kompromiß, insofern als mehr Informationen verfügbar sind, ganz besonders unmittelbare Informationen. Video könnte das heute machen, aber damals war das noch nicht möglich. Ich suche mir meine Bilder so aus, daß sie so wenig wie möglich eine Perspektive erkennen lassen. Und ich nehme mir meine Bilder aus jeder Quelle, ob das nun eine Zeitschrift ist oder ein Brief, der auf dem Tisch liegt. Ich bekomme manchmal ganz spezielle, alte Dinge zugeschickt, aber ich versuche, es zu vermeiden, diese Bilder in meiner öffentlichen Arbeit zu benutzen. Ich mag Bilder lieber, die weniger spezifisch sind, damit Platz bleibt für die Vorstellungskraft aller.

BR: Ich kann mich daran erinnern, wie dich die NASA und die Mondlandung begeistert haben. Du hattest viele neue Ideen. Auch da hat dich der Fortschritt begeistert – durch eine Reise ins Unbekannte.

RR: Das war phantastisch. Ich glaube, es sind vierzig verschiedene Editionen von Drucken dabei herausgekommen. Ich bin

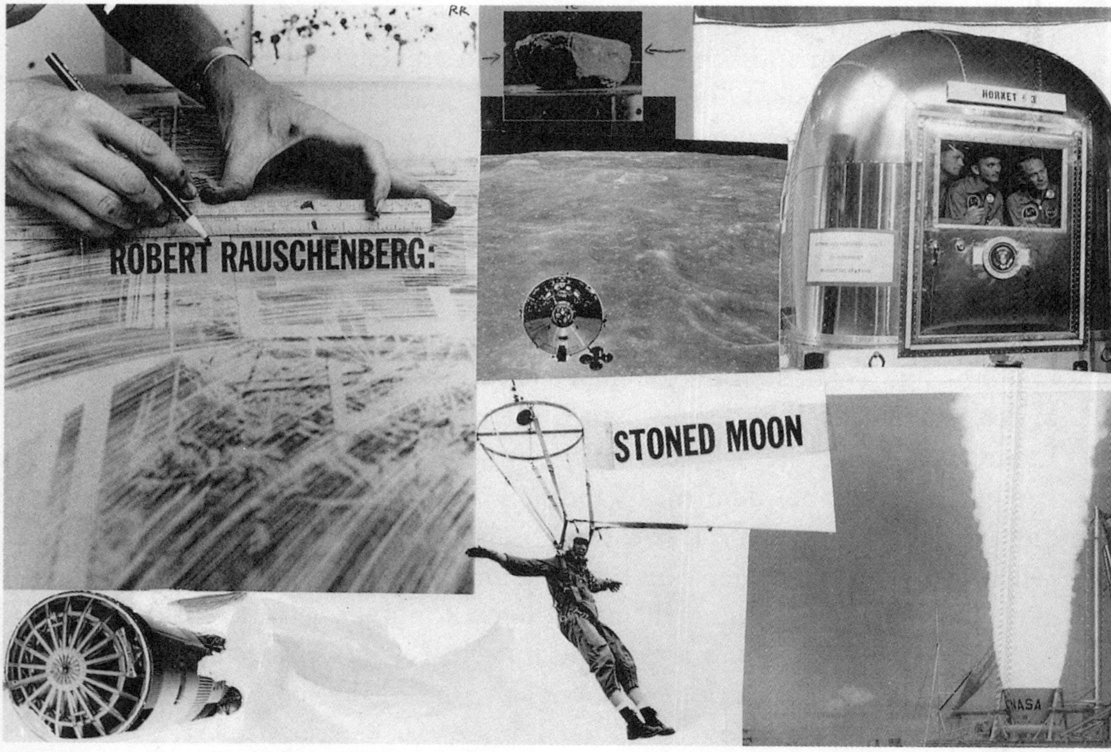


Stoned Moon Book

viermal zur NASA eingeladen worden. Und die Einladung wiederzukommen, besteht immer noch. Als Resultat gibt es im »Smithsonian's National Air and Space Museum« eine große Auswahl meiner Arbeiten zu sehen.

BR: Für die ersten Drucke hast du Zeitungsausschnitte benutzt. Die ersten Lithographien bei ULAE (Universal Limited Art Editions on Long Island) wurden gewissermaßen die Prototypen für die Siebdruck-Bilder, weil sie es möglich machten, fotografische Bilder mechanisch zu übertragen.

RR: Ich bin in einem Regenmantel zur New York Times gegangen. Es war ein sonniger Tag, und ich habe bestimmt verdächtig ausgesehen. Auf jeden Fall bin ich dann in die Druckerei gegangen und habe mir die Taschen mit Metall-Matrizen gefüllt. Die sind aus Blei und wiederverwendbar, deswegen mußte ich es heimlich machen.

Die Sachen, die wir an der ULAE gemacht haben, waren experimenteller. Wir haben einige der ersten Foto-Bilder direkt in den Stein gebrannt. Das waren also immer noch Abdrücke. An der ULAE haben wir mit Lichtempfindlichkeit gearbeitet. Wir haben den Stein lichtempfindlich gemacht und genauso entwickelt, als wäre er ein Stück Fotopapier. Mittlerweise ist das eine der ersten Anschaffungen auf der Kunstschule.

BR: Was hat dich dazu gebracht, Siebdrucke für deine Bilder zu benutzen?

RR: Ich weiß es nicht. Vielleicht die Größe. Ich hatte Informationen und konnte sie vergrößern. Seitdem mittlerweile auf alles ein Copyright besteht, bin ich etwas frustriert. Eine meiner besten Quellen sind die Bilder in »Soviet Life«. Die Zeitung ist anderthalbmal so groß wie Life. Ich habe drei Abos davon. Außerdem sind die Farben sehr schön übertragbar.

Meine ersten Siebdrucke sind von einem Typ am Braodway gemacht worden. Ich kann mich nicht erinnern, ob ich ihn Andy Warhol empfohlen habe oder er ihn mir empfohlen hat. Er war ein sehr netter alter Trinker, der exzenllente Arbeit machte. Wir kamen gut miteinander aus.

BR: Und du bist mit deinen Bildern dort hingegangen. Hattest du ganz bestimmte Projekte im Kopf?

RR: Nein. Es gab eine Palette von ungefähr fünf Farben.

BR: Du hast dann meistens in deinem Loft am Braodway gesessen, umgeben von Zeitschriften, die du wieder und wieder angesehen hast. Und irgendwas aus diesen Massen von Material fiel dir auf. Und dann hast du einfach die Siebdrucke in Auftrag gegeben.

RR: Damals habe ich außerdem noch Frottagen gemacht. Das war ein anderer Grund, warum ich so wahnsinnig viele Zeitschriften hatte. Das Haus hier auf Captiva ist das Ergebnis von Verkäufen dieser Zeichnungen. Die Zeichnungen, die die ersten 65 000 Dollar auf meine Hypothek einbrachten, sind hier auf der Resopal-Theke entstanden. Ich habe hier mit Insekten in meinen Haaren gearbeitet. Ich hätte doppelt soviel machen können, aber es war anstrengend, unter Lampen zu arbeiten, während dir Insekten aufs Haar fallen. Die waren noch nicht ganz tot, aber sie konnten nicht mehr laufen. Das machte die Arbeit anstrengend. Es war sinnlos, sie anzubrüllen.

BR: Glaubst du, daß das Wohnen am Strand deine Arbeit irgendwie beeinflußt?

RR: Wahrscheinlich. Ich mag keine Felsen. Ich mag keine Berge. Ich mag es nicht, im Landesinnern zu sein. Ich war schon immer der Meinung, daß es mehr Überraschendes gibt, wenn man am Wasser lebt. Selbst New York ist noch ein Hafen. Da sammelt sich alles nach und nach an – Dinge, auf die man gar nicht vorbereitet ist. Es gibt ein paar Dinge, die New York nicht aufzuweisen hat, aber daß die Stadt einen Hafen hat, macht sie unberechenbar. Alles wird übertrieben. Aber wie unberechenbar kann zum Beispiel Missouri sein?

BR: Du hast viel amerikanische Bilder verarbeitet, aber glaubst du, daß amerikanische Kunst etwas ganz anderes ist als europäische Kunst? Wolltest du bewußt ein amerikanischer Künstler sein?

RR: Amerikanische Kunst unterschied sich früher einmal viel stärker von europäischer Kunst. Ich weiß nicht, ob das wirklich so wichtig ist, aber ich glaube, das Tolle an der amerikanischen Kunst ist doch ihre Andersartigkeit. Sie hat eine natürliche Energie ohne Geschichte. Wenn sich das annähert, dann deswegen, weil die Kunstwelt die Unterschiede verschleiert. Dadurch unterscheidet sich so etwas wie ROCI – es betont die Unterschiede.

BR: Du glaubst also nicht, daß das die Leute ähnlicher macht?

RR: Nein. Wenn ich unrecht habe, dann müssen wir einfach auf einen anderen Planeten ziehen – kein Problem.

BR: Es ist interessant, wie sich die Kunstwelt verändert hat.

RR: Es ist Teil meiner Philosophie, daß ich nie andere Künstler kritisiere. Aber es gibt heute Kunst, wo ich meine Zweifel habe, ob ich das mag. Wenn dem so ist, muß ich mich natürlich fragen, ob ich nicht zu akademisch werde und meine Werte auf andere Leute übertrage. Das könnte gefährlich sein. Ich könnte ja vielleicht senil werden.

Zwei Dinge haben die Kunstwelt sehr stark verändert. Das eine ist das Vorhandensein von Ausstellungsraum für neue Kunst. Mittlerweile gibt es selbst in Fort Myers, Florida, oder Austin, Texas, Ausstellungen. Das zweite ist die Fehlinterpretation der großen Abkehr vom Abstrakten Expressionismus, der seine Wurzeln in europäischen Konzepten hat. Damals sah es so aus, als ob Jasper Johns, ich, Jim Dine und Bob Whitman alle Schock-Kunst machten. Aber wir machten einfach nur das, was wir machten. Ich glaube nicht, daß man auf zeitlich begrenzte Werte wie Humor oder Schock bauen kann, weil so etwas wie eine Mode vorübergeht. Heute sieht es neu aus, aber... Ich glaube, damals hat sich eine Menge verändert. Der finanzielle Erfolg des Wechsels von Europa nach Amerika war so groß, daß jeder annahm, daß man schockieren muß. Das machte es unmöglich für einen Künstler, etwas Neues zu machen, wenn es gleichzeitig auch schockierte, obwohl es eigentlich nur akademisch war. Das hat die meisten kreativen Leute ausgeblutet. Ich glaube, zur Zeit gibt es eine künstliche Rückkehr zu etwas, das aussieht, als sei es klassisch. Thematisch malen die neuen Künstler groteske Alpträume. Das war der Punkt, an dem ich ins Spiel kam, weil ich es nicht ertragen konnte, daß die Surrealisten meinten, daß sie nur ihre Träume malten. Also, wenn sie mit geschlossenen Augen gemalt hätten, würde ich ihnen das abnehmen. Wenn sie am nächsten Morgen aufgewacht wären, und da hätte ein neues Bild gestanden, nun, okay, das hätte ich gekauft. Aber so war es nicht. Sie wachten auf. Sie frühstückten. Sie rauchten eine Zigarette. Sie tranken einen Kaffee. Sie hatten Frau oder Freundin. Und dann gingen sie an die Arbeit und malten ihre Träume. Ich bin der Meinung: Wenn ich arbeite, schaue ich mich um und nehme auf, was um mich herum ist. Wenn ich etwas aufgenommen habe, etwas berührt, bewegt habe, dann beginnt etwas.

In dem Teil von Florida, wo ich wohne, gibt es nicht die Möglichkeiten wie in einer Großstadt. Ich muß hier etwas selbstbewußter sein. Das habe ich jahrelang vermieden. Ich wollte nie nach etwas suchen. Wenn man in New York lebt, oder in irgendeiner anderen Großstadt, präsentiert man einfach nur etwas, indem man es aus seinem natürlichen Konzept und Standpunkt herausnimmt. Dann hat man ein bißchen Poesie.

BR: Wann hast du die Stiftung »Change« ins Leben gerufen? Warum hast du das gemacht? Wofür ist sie da?

RR: Egal, wieviel Hilfe ich auch jemals nötig hatte, ich habe nie ein Stipendium bekommen. Ich glaube, egal wie edel meine Ziele heute auch sind, ich würde immer noch kein Stipendium bekommen. Ich habe mir Gedanken darüber gemacht, was das ist, was Leute in Not wirklich *brauchen*. Es sind die ersten 500 Dollar, die sie wieder auf die Füße stellen, wenn ihr Leben zerstört ist oder sie

eine harte Phase durchmachen. Die, die 500 Dollar haben wollen, sprechen eine Sprache. Ich entschied mich, eine Stifung für solche Leute zu gründen.
Die Change Foundation ist mindestens 15 Jahre alt. Es interessiert uns nicht, in welchem Medium der notleidende Künstler nun arbeitet. Alles, was wir brauchen, ist – aus steuerlichen Gründen – eine Referenz. Wir haben keine Kosten. Ich bezahle die Briefmarke. Nick Howey arbeitet für mich als Assistent. Er hat den Job nur bekommen, weil er damit einverstanden war, die Korrespondenz für die Change Foundation umsonst zu erledigen. Er ist Künstler, und deswegen war er einverstanden.
BR: Wieviel Leute bewerben sich pro Jahr? Wonach fragen sie?
RR: Circa sechzig Prozent fragen nach medizinischer Hilfe. Wir haben eine Vereinbarung mit fünf oder sieben Krankenhäusern im Gebiet von New York getroffen, die künstlerische Arbeiten als Bezahlung akzeptieren. Unglücklicherweise existiert so etwas nur in New York. Ich habe versucht, das auch in Los Angeles zu etablieren, dort hat es aber nicht funktioniert. In New York werden sogar richtig große, langwierige Operationen gegen Bezahlung mit Kunstwerken durchgeführt. Es gab mal einen Künstler, der konnte sich eine Bein-Operation nicht leisten. Er hätte sich einer Amputation unterzogen, weil er sich die Operation nicht leisten konnte. Wir haben in vielen solcher Fälle geholfen. Wir arbeiten aber auch mit der ganzen Familie des Künstlers zusammen. Inzwischen haben wir Tausenden geholfen. Einmal bin ich am La Guardia Flughafen in ein Taxi gestiegen, der Taxifahrer erkannte mich und sagte, daß ich sein Leben gerettet hätte. Es ist mir natürlich klar, daß das nicht *ich* war, sondern die Stiftung, aber das Leben anderer Leute zu retten – dabei fühle ich mich gut. Es ist ein wunderschönes Dreieck. Die Kunst geht ins Krankenhaus, und die Patienten dort haben etwas, womit sie sich beschäftigen können. Es liegt in der Natur von Krankenhäusern, daß es nicht sonderlich interessant ist, dort zu sein, und man ist immer unter Streß, wenn man in

einem Krankenhaus ist. Selbst wenn man ein abstraktes Gemälde vor sich hat, treibt es einen dazu, aufzustehen und sich damit zu beschäftigen. Haß oder Liebe. Die Künstler bekommen kostenlose Behandlung und werden von anderen Künstlern unterstützt. Ich habe das Konzept immer wieder überdacht, aber mir ist nie etwas eingefallen, was daran falsch sein könnte. Tatsächlich scheint es fast zu perfekt zu sein. Es hätte eigentlich nicht funktionieren sollen, aber es funktioniert, und das ist wunderbar.

BR: Ja. Das ist ein Beispiel für ein Konzept, das auf Kunst basiert und funktioniert. Man stößt auch nicht auf vehementen Widerstand gegen diese Idee, weil sie nicht politisch ist. Widerstand gibt es immer nur dann, wenn eine Idee politisch ist und man das Gefühl hat, daß eine politische Veränderung möglich ist.

RR: Und da gab es noch nicht einmal jemanden, der das Ganze als *seine* Idee betrachtete. Es war eine Gemeinschaftsidee.

BR: Viele Leute haben etwas gegen deine Kunst, weil sie wie Müll aussieht. So was will man nicht in seinem Haus haben. Wie kann man reich sein und dreckigen Müll um sich herum haben?

RR: Aber diese Leute mögen meine Fotografien. Eine Fotografie tilgt die Körperlichkeit der Oberfläche. Meistens male ich, um die Realität einer Oberfläche zurückzubringen. Bei der »Gluts«-Serie zum Beispiel ist die Oberfläche real. Wenn man als Künstler anfängt und sich umschaut, worauf man Appetit hat, dann kommt man fast ganz zwangsläufig auf Abfall. Vielleicht sieht so etwas gut in einer Galerie aus, aber nicht zu Hause. Wenn man diese Ebene erreicht hat, gibt es zwei Wege: Entweder man versucht so unberechenbar wie möglich zu bleiben, oder man schafft sich seine eigenen Aufträge. Ich habe so oft gehört, daß ein Künstler sagt, daß es dies oder jenes sei, womit er sich beschäftigt. Ich glaube, so was ist krank.

BR: Ich kann immer erkennen, ob etwas von dir ist. Es ist egal, woraus es gemacht ist. Das können ganz unterschiedliche Sachen sein, aber ich erkenne sie immer an deiner Sensibilität.

RR: Wenn ich im Studio bin, dann ist das immer ein Ein-Mann-

Tango, weil ich keine Gewohnheiten aufkommen lassen will. Aber ich bin mir sicher, daß es sie gibt, genau so, wie du das gesagt hast. Vielleicht kommt das aus meiner konstruktiven Unsicherheit. Wenn man nichts zu verlieren hat, ist es ganz selbstverständlich, die Arbeit couragiert anzugehen. Ich bin damit aufgewachsen, daß man mir jeden Tag versichert hat, minderwertig zu sein, weil ich Legastheniker bin.

Ich glaube, daß meine religiösen Erfahrungen in meiner Ethik ein unwiderrufbares Gefühl von Minderwertigkeit hervorgerufen haben. »Ich bin nicht der, der die guten Sachen macht.« Wenn ich arbeiten gehe, muß ich mich unsichtbar fühlen, um diesen Minderwertigkeitskomplex, der an »Bob« haftet, loszuwerden. Ich will der erste sein, der die Arbeit sieht, aber ich will meinen Körper, meinen Kopf und meine Gedanken von meinem Ego befreien. Außerdem muß ich mich von meinen Ängsten befreien. So kann sich die ganze Energie, die aus der Körperlichkeit entsteht, frei bewegen. Ich glaube, daß Ängste das gleiche sind wie Ego. Vielleicht ist beides miteinander verwandt.

BR: Östliche Philosophie hat aus dem Verzicht von Ego eine Religion gemacht. Der Verzicht auf Ego kann sehr komplizierte Gründe haben, aber dort ist es ein religiöses Prinzip.

RR: Ein Mangel an Ego heißt nicht, daß ich nicht aggressiv sein kann. Ich befreie mich von meinen Behinderungen, um aggressiv sein zu *können*. Ich glaube, Zusammenarbeit ist ein Rezept oder Kunstgriff, einen davor zu bewahren, sich zu sehr auf eine starke, singuläre Absicht, die blind macht, zu verlassen. Selbst wenn nur zwei Menschen etwas zusammen machen, ist das wichtig. Durch Zusammenarbeit, so komplex sie auch sein mag, können sich die Richtungen ändern. Ich glaube, daß es auch einen Schlußpunkt geben muß, ansonsten endet es im totalen Chaos. Es scheint so, daß jede Person mehr, die an einem Theater- oder Druck-Projekt beteiligt ist, zehnmal mehr Möglichkeiten hervorbringen hilft. Eine gute Zusammenarbeit produziert universelles Denken.

BR: Wie bist du auf Captiva gelandet?

RR: Es war eine lange Fahrt, aber eigentlich eine kurze Geschichte. Ich bin einfach von New York aus losgefahren. Von Norfolk in Virginia an habe ich auf jeder Insel haltgemacht. Ich glaube, es waren insgesamt vier Reisen. Auf der letzten bin ich dann einfach hiergeblieben. Ich wollte einfach am Wasser sein.

BR: Wann war das?

RR: Ende der sechziger Jahre.

BR: Warum hast du New York verlassen?

RR: Ich hatte langsam das Gefühl bekommen, daß sehr viele meiner Freunde, und du gehörst dazu, Probleme damit hatten, glücklich zu sein, und daß ich vielleicht für eine Art schlechte Stimmung verantwortlich war.

Ich wurde so depressiv in New York, daß ich sogar zu einem Astrologen gegangen bin. Er hieß Zoltan Mason und galt dort als der zweitwichtigste Astrologe. Er wohnte ganz in der Nähe von Bloomingdale's. Seine Einschätzung meiner Situation war völlig richtig. Ich ging zu ihm, als sich alle meine Bekannten trennten. Alles fiel auseinander. Die schlechten Nachrichten häuften sich so sehr, daß ich langsam glaubte, daß vielleicht mein Einfluß, oder mein Mangel an Einfluß, dafür verantwortlich war. Es stellte sich heraus, daß in meinem Horoskop fünf meiner problematischsten Sterne miteinander in Verbindung waren. Er gab mir den Rat, nie in die Berge zu gehen – ich habe dir ja schon erzählt, wie sehr ich Berge hasse, weil sie für mich Fallen sind – und statt dessen in die Sonne und an die See zu gehen. Mein Leben war im Begriff, sich zu verändern, und deswegen war ich frei. Nur ich und Sweetie, mein Hausbär. Ich habe dann die Reisen die Ostküste herunter gemacht. Jedesmal, wenn ich nach Captiva kam, passierte etwas Schönes. Völlig unerwartete Dinge wie zum Beispiel, daß man voll auf die Bremsen treten mußte, weil Schildkröten die Straße überquerten. So ist es hier natürlich nicht mehr. Mittlerweile bin ich der einzige auf der Insel, der noch so einen Dschungel hat, der

Rest ist erschlossen. Bevor »South Seas Plantation« Captiva erschloß, gab es vielleicht außer meinem Haus noch zwölf andere auf der Insel.

BR: Damals im New York der späten sechziger Jahre war alles sehr speziell. Alles fiel auseinander. 1967 habe ich einen Artikel über meine Träume geschrieben. Wir waren mit der Realität von Ereignissen konfrontiert, auf die keiner von uns vorbereitet war – Vietnam-Krieg etc. In der Kunstwelt mußten wir uns mit dem finanziellen Erfolg von »Kunst« und der Tatsache auseinandersetzen, daß viele aus finanziellen Gesichtspunkten an Kunst interessiert waren. Der familiäre Aspekt, die Nähe, gingen verloren.

RR: Wir waren uns sehr nahe. Es war schön. Eine große Familie mit 50 bis 75 unterschiedlichen Persönlichkeiten.

BR: Ich glaube, John Cage und Merce Cunningham waren der Mittelpunkt. Die meisten Leute, die damit zu tun hatten, waren auf irgendeine Art und Weise Teil von deren Arbeiten.

RR: Nein. Ich glaube, John und Merce waren eher Randfiguren. Sie standen nicht im Mittelpunkt. Das Zentrum bestand aus mehreren Personen. Zum Beispiel die Judson-Gruppe. Alles drehte sich um sie. Man hatte immer den Eindruck, es gab mehr Performer als Zuschauer. Aber die Intensität war da. Die Intensität schweißte uns zusammen. Wir mußten Entscheidungen sofort treffen – oft sehr verrückte.

BR: Es gab fast immer irgendwelche Proben für irgend etwas. Alles war eine einzige Probe.

RR: So war das Leben eben damals.

BR: Und das machte es aufregend. Während man probte, hoffte man immer, daß die Performance perfekt sein würde. Es gab so viele Schwierigkeiten bei den Proben.

RR: Das mit den »Happenings« war damals noch nicht erledigt. Claes Oldenburg und Bob Whitman mieteten immer noch nächteweise irgendwelche Garagen an.

BR: Ein paar dieser Sachen waren wunderschön. Das waren alles einmalige Erfahrungen. Innerhalb von Sekunden entstanden Bilder, die man nicht mehr wiederholen konnte. Nur die Leute, die dort anwesend waren, konnten das erleben. Es gibt weder Fotos noch Filmaufnahmen.

RR: Das hat es auch sehr gefährlich gemacht. Man kann nicht etwas Gefährliches machen, ohne etwas zu riskieren. Risiko ist gefährlich. Wenn man sich darstellt, nach vorne geht – dann ist das immer eine Gefahr.

BR: So war es also der kollektive Nervenzusammenbruch, der dich auf die Suche nach dem Platz in der Sonne trieb?

RR: Ja.

BR: Es ist auch sehr schön hier. Und all diese Leute, die damals so krank schienen und auf ihr Grab zusteuerten – ihnen allen geht es jetzt gut. Es mag extrem gewesen sein, daß du deine Sachen gepackt hast und weggegangen bist, aber es war nur ein weiteres Risiko. Es ist interessant, daß zum Beispiel in den siebziger Jahren Künstler wie Chris Burden so etwas wie Risiko wörtlich nahmen.

RR: Das war kein Risiko. Das war Dummheit.

BR: Die wahren Gefahren im Leben heißen Liebeskummer und Nervenzusammenbruch. Die Trennungslinie zwischen geistiger Gesundheit oder dunklen Gefilden ist ein Seil, auf dem es sich sehr schwer gehen läßt.

RR: John Cage hat einmal einen Artikel über Jasper geschrieben, in dem er mich zitiert hat. Ich sagte, daß ich glaube, er wäre in einer sehr gefährlichen Position. Das war vor Jahren. Das Gefährliche an seiner Situation war, daß er auf einem Seil ging, das auf dem Boden lag und daher keinen Raum zum Fallen ließ.

BR: Wie würdest du die siebziger Jahre charakterisieren?

RR: Ich weiß es nicht. Ich kann mich gar nicht so gut an die siebziger wie an die fünfziger und sechziger Jahre erinnern. Die achtziger Jahre sind wirklich. Ich glaube, ich habe Ende der siebziger Jahre mit *Quarter Mile* angefangen. Das war mein Ausweg aus

Verwirrungen der siebziger Jahre. Es ist ein Bild, das ich vielleicht nie fertigmachen werde. Eine Auswahl hängt im Metropolitan Museum im Flügel für Kunst des zwanzigsten Jahrhunderts. Aus Platzmangel ist nur die Hälfte von dem, was ich gemacht habe, ausgestellt. Ich bin mir auch nicht sicher, ob ich, wenn ich die Viertelmeile erreicht habe, aufhören werde. Die Idee für ein unfertiges Bild muß wohl aus der Konfrontation mit Vietnam und Kambodscha entstanden sein. In den siebziger Jahren gab es keinen Idealismus, den ich unterstützen konnte. Alle haben sich selbst ausgelöscht, um in den achtziger Jahren ein Niemand zu sein.

Wir haben ja schon über neue Künstler und deren Unfähigkeit, Versagen als Fortschritt zu begreifen, gesprochen. Die meisten der Leute, mit denen ich großgeworden bin, beharrten immer auf Versagen. Ich habe irgendwann mal Bill de Kooning gefragt, was er davon hält, daß viele Künstler von heute ständig »de Koonings« malen. Er antwortete mit etwas, das Picasso laut Gertrude Stein gesagt haben soll: »Aber sie können nicht die schlechten Bilder malen!« Das ist wahr. Ich habe immer das Gefühl, wenn ich nichts machen kann, was ich nicht mag, dann stimmt irgend etwas nicht. Ich glaube nicht, daß ein Künstler gut sein muß, sondern er muß anders sein. »Gut« ist meßbar. Aber ich glaube nicht, daß Qualität von Kunst jemals völlig meßbar sein wird. So wie sich Trends ändern und man Dinge anders betrachtet, müssen sich auch das Leben und die Kunst entwickeln und verändern.

BR: Im Grunde leben wir doch in einer bürgerlichen Gesellschaft, die sich mit sicheren Dingen wie Investitionen oder mit dem bereits *Bekannten* beschäftigt. Du redest davon, daß ein Künstler sich mit etwas beschäftigt, was im Grunde antibürgerlich ist – aber nicht in dem Sinne, daß man die Bourgeoisie angreift.

RR: Das ist weder Angriff noch Kritik; es ist ein Abenteuer. Wie auf den Himalaya klettern. Du hast Glück, wenn du versagst.

Am Erfolg kann man ersticken. Ich komme aus Port Arthur, Texas. Ich wollte ganz bestimmt nie dorthin zurückgehen. Damit kritisiere ich aber nicht diesen Ort, sondern eine negative persönliche Empfindung. Jeder, der eine solche Haltung hat, arbeitet hart daran, nie wieder zurückgehen zu müssen. Ist einem das bewußt, wenn man arm ist, dann wird die Unschuld neuer Erfahrungen sehr viel deutlicher. Erfolg ist ein stumpfer Bleistift.

BR: Du beziehst dich auf den Prozeß des Lebens und Erwachsenwerdens – die Gefahren und das Unbekannte, die in einem Leben eine Rolle spielen. Das, was Bergson »élan vital« nannte. Ich glaube, was mir an heutiger Kunst nicht gefällt, ist, daß sie verpackt wird. Man muß wissen, wie man etwas macht. Es ist eine Strategie und nicht Erfahrung. Man muß die Regeln für den Sieg kennen und sie anwenden.

RR: Mein großes Problem ist es, die Regeln so zu verdrängen, daß die Verdrängung die herausstechende Qualität ist.

BR: Du hast dich nie mit einem »gefundenen Objekt« als einem gefundenen Objekt beschäftigt, in deiner Arbeit findet eine ästhetische Transformation statt. Das unterscheidet deine Arbeit sehr von der Duchamps.

RR: Aber ich habe immer darauf bestanden, daß, egal was für ein Material ich auch benutze, es immer es selbst bleibt.

BR: Natürlich, aber deine Objekte werden ja nicht neu fabriziert. Deine Arbeiten sehen nicht »brandneu« aus.

RR: Das tut mir leid. Das scheint unvermeidbar. Selbst wenn sie nicht brandneu aussehen, sehen sie doch immer so aus, als wäre es unumgänglich gewesen, sie zu machen. Mir hat dieser »erkämpfte« Anblick nie gefallen.

BR: Du willst nicht, daß man die kreative Anstrengung sieht?

RR: Richtig.

BR: Das ist einer der großen Brüche, die dich von den Abstrakten Expressionisten trennen.

RR: Ich habe sie nicht kritisiert. John Cage und ich haben oft darüber geredet, daß es genug Platz für jeden Geist gibt, etwas anderes zu denken.
BR: Wenn sich jeder ständig verändern würde, wäre die Welt sicherlich kulturell interessanter.
Alles, womit du dich beschäftigt hast, war ein Versuch, die Welt zu verändern. Heutzutage ist das keine populäre Idee mehr. Die Vorstellung, daß Kunst die Welt verändern könnte, war eine Utopie. Es war die Idee der Avantgarde.
RR: Das ist nicht die Moderne – das ist fast zweitausend Jahre alt!
BR: Aber die Idee, die Welt ganz absichtlich zu verändern.
RR: Meinst du nicht, daß nicht auch die Griechen oder Etrusker daran gedacht haben? Oder die Indianer in Amerika?
BR: Die Indianer in Amerika haben nicht versucht, die Welt zu verändern. Sie waren der Natur sehr eng verbunden. Die Idee, daß die Absicht von Kunst sei, die Welt zu verändern oder Bewußtsein zu verändern, begann doch erst wirklich mit der Idee von Kunst als revolutionärer Kraft. Sie sollte Dinge bewegen und dein Bewußtsein verändern. Aber das scheinen heute alle aufgegeben zu haben. Du glaubst trotzdem, daß es noch möglich ist.
RR: Darum muß ich vielleicht auch so oft außerhalb der Stadt arbeiten.
BR: Dinge, die außerhalb von New York passieren, werden nicht wahrgenommen. Da gibt es keine Paparazzi, keine Medien-Sensationen.
RR: Ich glaube nicht. Wo wir von Medien reden – hast du in der letzten Zeit mal Fernsehen geguckt? Die Wiederholungen sind offensichtlich interessanter als die Erstausstrahlungen. Wenn man das analysiert, heißt das doch, daß die neuen Programme schlechter sind. Ich liebe das Fernsehen und habe es immer laufen. Ich mag es nicht, wenn Leute ständig das Programm wechseln und die Shows unterbrechen. Ich gucke mir lieber eine schlechte Show

ganz an. Sieh mal, da ist ein Krokodil auf dem Bildschirm. Das ist kein Alligator.
Hast du jemals eine Reise auf dem Nil gemacht? Ich bin mal zusammen mit Terry van Brunt, meinem ersten Assistenten, nach Ägypten gefahren, und wir wollten den Nil hochfahren. Wir waren auf dem Weg nach Alexandria, wo der Gouverneur auf uns wartete. Wir wurden unterwegs verhaftet. Ich hatte eine alte leerstehende Tankstelle gesehen, die aussah wie eine Fotografie von Walker Evans. Ich wollte ein paar Fotos davon machen. Plötzlich tauchte so ein nutzloses Monster von Mensch in Unterwäsche auf und sagte: »Ich bekomme Ihre Kamera!« Es stellte sich heraus, daß die leerstehende Tankstelle Teil eines Militär-Stützpunktes war. Wir wurden vier Stunden lang festgehalten und versuchten, sie davon zu überzeugen, daß wir Künstler sind auf dem Weg zum Gouverneur von Alexandria. Ich weigerte mich, ihnen meine Kamera und den Film herauszugeben, denn ich hatte schon 62 von 64 Bildern gemacht und wollte ganz bestimmt nicht auf alles verzichten. Wir bekamen kochenden Pfefferminztee. Ich hatte vorher schon mal Pfefferminztee in Marokko getrunken, deswegen war das keine Überraschung, aber er war sehr heiß und sehr süß. Schließlich haben wir dann jemanden gefunden, der Englisch konnte. Eigentlich konnte er nur drei Worte – »Kunst« und »New York«. Terry gab ihm ein Buch mit meinen Fotografien, und wir konnten ihn endlich davon überzeugen, daß wir nicht gelogen hatten. Danach mußten wir dann ohne Licht nach Alexandria fahren. Das hätte auch eine schlechte Version von Midnight Express werden können. Es war beunruhigend, weil wir fast in einer Situation waren, über die wir keine Kontrolle mehr hatten. Zum erstenmal konnte ich mich nicht ganz einfach aus einer Sache herausreden.

BR: Ein anderer interessanter Aspekt deiner Karriere ist, daß sie mit »Müll« begonnen hat, aber mittlerweile kein »Müll« mehr ist.

RR: Nein, es hat mit »Sachen« angefangen.
Mir gefällt die Erfahrung, daß ein Hemd sich verändert, wenn es in die Sonne kommt oder wenn man damit schwimmen geht oder wenn ein Hund darauf schläft. Ich mag die Geschichte von Objekten. Ich mag menschliche Reportagen.
BR: Ein Bekannter von mir sagte, als er deine frühen Arbeiten gesehen hat, daß sie »menschlich« seien. Ich antwortete ihm, genau das sei der Punkt, weil selbst ein Objekt, das vielleicht kaputt aussieht, Erfahrungen gemacht hat, woraus eine Geschichte entsteht. Ein Objekt muß nicht entweder brandneu oder kaputt sein.
Deine Arbeit ist nie flach. Ich habe Probleme mit der Kunst von Andy Warhol, weil sie eher grafisch als bildnerisch ist.
RR: Bei Warhols Kunst geht es mehr um die Tatsache der Entstehung – den Prozeß, der in dem Augenblick stattgefunden hat, wo er mit Paulette Goddard dasaß und einen flachen Schwamm auf den Siebdruck gelegt hat, der schon hundertmal benutzt worden ist.
BR: Die Performance ist das wesentliche. Das eigentliche Objekt ist nicht geheimnisvoll. Es gibt keinen bildnerischen Raum. Deine neuen Bilder auf Metall, die »Shiners«, sind interessant, weil die flache Metalloberfläche dem Betrachter das Gefühl gibt, der Raum sei flach, aber so funktioniert es eben nicht. Das ist fast illusionär. Es gibt wiederkehrende Bilder in deiner Kunst, wie zum Beispiel die perspektivische Kiste, die im Raum schwebt.
RR: Das ist wirklich eine ganz einfache Form. Viele Leute kritzeln sie einfach vor sich hin. Guck dir mal die Zeichnungen von Trisha Brown an. Das sind Zeichnungen für die Choreographie eines Tanzes. Sie hat den Raum so gezeichnet, als sei er ein Würfel. Ich organisierte damals gerade eine Ausstellung der Aufzeichnungen von Tänzern. Bei einer Choreographie ist es schwierig zu visualisieren, wie ein Raum aussehen wird. Man muß diese Neigung abblocken, sich sofort eine Kiste vorzustel-

len. Sich einen Raum als Kiste vorzustellen, verhindert jede zufällige Flüssigkeit der Bewegung.

BR: Auf die Weise wie ein Gemälde nur ein festgelegtes Rechteck ist.

RR: Ich hasse diese Vorstellung.

BR: Du hast das sicherlich so oft wie überhaupt nur möglich attackiert.

RR: Aus vielerlei Gründen würde ich lieber wieder Performances machen, aber andererseits glaube ich, daß es mit 61 Jahren gut ist, daß ich male. Und es gibt ja auch immer noch Martha Graham. Ich habe mir mal eine Performance von Martha Grahams Company angesehen. Es war eine fantastische Tragödie. Sie besorgt sich immer die schönsten Tänzer und kriecht dann um sie herum. Auf der Bühne stand nur ein riesiger Stein. Martha kam sehr dramatisch auf die Bühne und setzte sich dann hinter den Stein. Dort blieb sie für 45 Minuten! Ich konnte meine Augen nicht von dem Stein lassen. Es war unwichtig, wie wunderbar die Körper waren oder wie turnerisch – der Stein stand im Mittelpunkt. Der Rest war nur statisch.

BR: Laß uns noch mal auf deine Beschäftigung mit Kunst und Technologie zurückkommen. »Experiments in Art and Technology« war sehr wichtig als Versuch, zwei Kulturen zusammenzubringen – den Künstler und den Wissenschaftler; und es hat funktioniert. Die Leute haben sich verändert, Künstler hatten keine Angst mehr vor der Technik, und Wissenschaftler haben mit Künstlern zusammengearbeitet.

RR: Aber viel zu kurz. Obwohl natürlich ein paar Ideen hängengeblieben sind. Video wurde zu einem wesentlichen Bestandteil von Theaterstücken. Ich glaube, wir haben das mit dem EAT-Projekt ins Rollen gebracht. Ich selbst habe das verpaßt. Ich bin mehrmals eingeladen worden, um mich mit Hologrammen zu beschäftigen, aber das war mir zu festgelegt. Ich meine, es ist tot.

Vor ungefähr einem Jahr war ich auf einem Konzert von John Cage. Morty Feldman war auch da. Cage kann eine Halle immer noch schneller leerspielen als irgendeiner seiner Zeitgenossen. Das meine ich als Kompliment. So was nenne ich gute Musik. Ich hatte nie etwas mit Musik zu tun, aber ich habe ganz bestimmt den größten Respekt vor jemandem, der begriffen hat, daß Musik einfach nur Hören ist, genauso wie Kunst nur Sehen ist.
Mein ganzer Kopf hätte damals bei den Proben von David Tudor und John Cage eigentlich explodieren müssen. Die Dezibels sollten so hoch sein wie nur möglich. Das verstand ich, und das hat mir auch nie etwas ausgemacht. Ich habe schon Frauen im Publikum schreien hören. John glaubte, daß diese Art von Reaktion wunderbar war! Aber es war einfach nur Schmerz und hatte nichts mit Kunst zu tun.
BR: Hatten deine Gemälde jemals etwas Anstößiges?
RR: *Carnal Clocks* könnte man als anstößig bezeichnen. Für mich war das urwüchsig. Mein Fleisch zeigt die Urzeit, die durch wirkliche Menschen, die noch immer leben, markiert wird. Es war ein peinliches Projekt. Es war Bestandteil des Projektes, die Peinlichkeit als Medium zu sehen, weil ich damit meine Schüchternheit, die intimen Körperteile meiner Freunde zu fotografieren, überwinden wollte. Es war als Projekt genauso ernsthaft wie die Serie Dantes *»Inferno«*.
BR: Warum hast du das Projekt mit der Serie Dantes *»Inferno«* gemacht?
RR: Ich wollte sehen, ob ich in der Lage war, auch eine erzählerische Arbeit zu machen – eben wie Dante. Ich wohnte damals in der Pearl Street. Ich wußte, daß ich abstrakte Arbeiten machen konnte, aber konnte ich auch etwas anderes? Ich hatte nie Dante gelesen. Ich kannte nur den Namen. Ich entschied mich, sein »Inferno« zu machen. Ich bin dann auf die Fourth Avenue in eins der Antiquariate gegangen. Ich habe alle *Inferno*-Bücher aufgekauft, sie nach Hause geschleppt und mir dort angeschaut. Ich habe je-

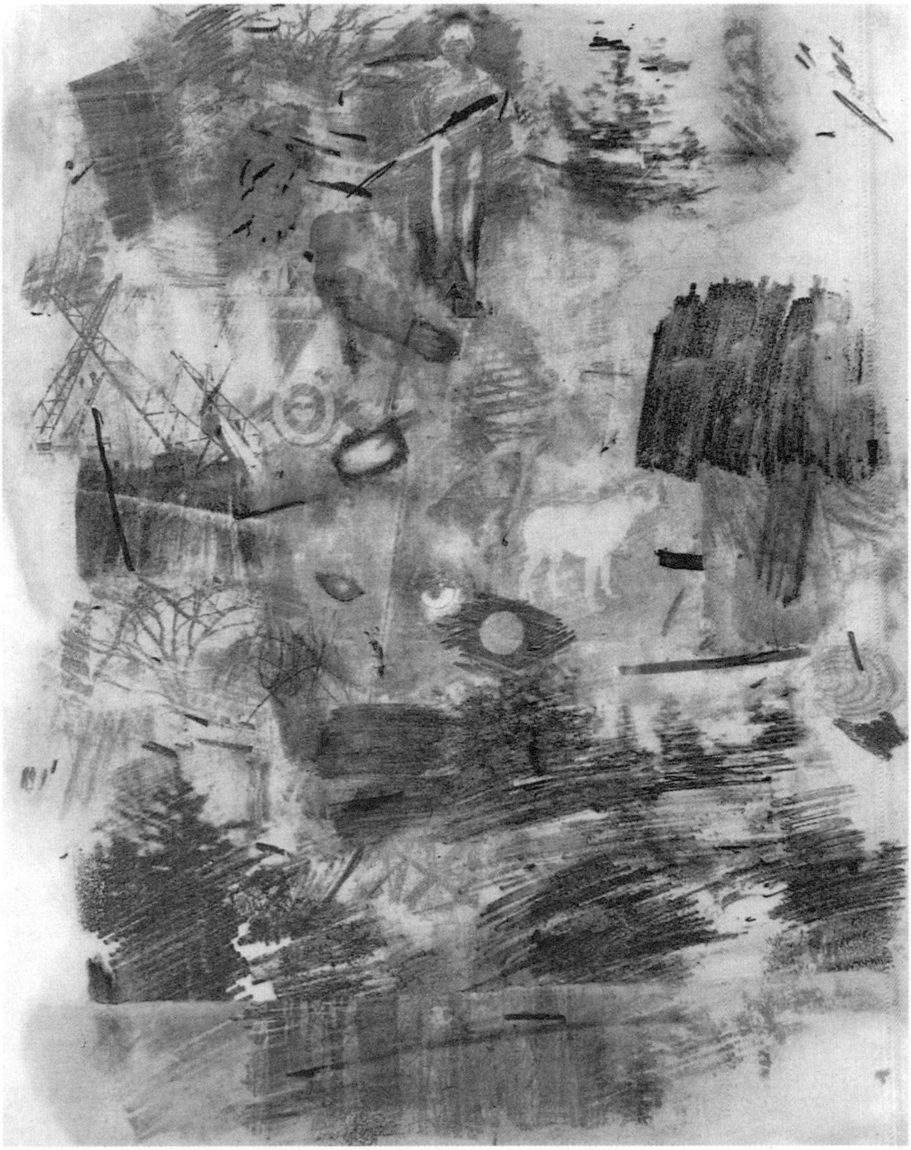

Dantes »Inferno«, 1959, Erster Gesang

weils nur einen Gesang bearbeitet. Und ich habe erst dann weitergelesen, wenn ich mit einem Gesang fertig war.
Ich habe immer gegen mich selbst gearbeitet, weil ich zugleich mein Freund, aber auch mein größter Feind sein muß. Ich bin derjenige, der weiß, wie man etwas machen muß, und ich muß auch mit dem klarkommen, der nicht weiß, wie er es machen muß.
BR: Ich habe immer gedacht, daß es ein Vorteil ist, sensibel zu sein. Sensibel und gut organisiert. Als ich dich kennenlernte, hattest du viel mit John Cage zu tun. Johns Ausstieg kam durch den Zen-Buddhismus. Und nun warst du in Tibet. Glaubst du, daß du ein religiöses Bewußtsein hast? Tantrischer Buddhismus scheint etwas ganz anderes zu sein als Zen, weil er viel stärker das Ganze miteinbezieht, während Zen viel mit Einfachheit zu tun hat. In deinen frühen Arbeiten gibt es viel Einfachheit. Reichhaltigkeit, aber auch Einfachheit. Ich kann mich daran erinnern, wie ich mit dir gesprochen hatte, als du das zweite Mal aus Indien zurückgekommen warst; für dich war es eine große Offenbarung.
RR: Ich hatte in dem Gandhi Ashram gearbeitet.
BR: Du hast mir damals erzählt, daß du es akzeptieren könntest, wenn ein sehr schöner Gold-Sari durch den Schmutz gezogen würde.
RR: Damals hatte ich gerade damit angefangen, attraktive Farben zu benutzen. Vorher hätte ich das nicht gekonnt.
BR: Zu Anfang hast du Dinge benutzt, die eine Geschichte hatten.
RR: Darum habe ich mich auch in Tibet so zu Hause gefühlt, weil ich Angst hatte, dort meine Arbeiten zu machen. Ich konnte es mir gar nicht leisten, Forschungen anzustellen. Aus politischen Gründen konnte ich während der drei Monate auch nicht immer rein und raus. Ich mußte mit dem klarkommen, was es dort gab.

BR: Wie lange warst du in Tibet?

RR: Ich war zuerst in China. Damals war ich zum drittenmal in China. Ich glaube, wir waren nur eine Woche in Tibet. Ich mußte die Arbeiten vorbereiten, die ich den Tibetanern geben wollte.

BR: Hast du sie dagelassen?

RR: Ein paar, aber wir haben ihnen auch noch einige Fernseher dagelassen. Wir haben ihnen Material geschickt – Videobänder. Die sitzen rum, trinken ihren *chung*, so was wie Gerstenbier, und reden über Kunst. Ich habe noch nirgendwo so viele Künstler kennengelernt wie in Tibet, auch nicht in Europa. Die glauben, daß alles Kunst ist. Ich habe Sachen gemacht, die man berühren mußte. Aber da wußte ich noch nicht, was es mit der Yak-Butter auf sich hat.

BR: Yak-Butter?

RR: Ein Tibetaner überquert die Straße – er nennt das eine »Wallfahrt« –, und er macht das nicht ohne einen kleinen Topf ranzig riechender Yak-Butter. Es ist unglaublich – das ganze Land riecht danach. Wenn sie dann irgend etwas sehen, das sie überrascht, einschüchtert, verschreckt oder ihnen einfach nicht gefällt, dann beschmieren sie es mit der Yak-Butter.

BR: Und das haben sie auch mit deinen Arbeiten gemacht?

RR: Wir mußten sie mit einem Seil absperren, um das zu verhindern. Aber ich hatte bei den Tibetanern das Gefühl, daß das schon in ihrer Vergangenheit angelegt war, denn sie machen keinen Wertunterschied zwischen dem einen oder anderen Objekt. Das kann eine Feder sein, ein Hundeknochen, ein alter Stuhl, ein kleiner Teppich, eine Tasse Tee oder ein Stein – und das trifft sich mit meiner Philosophie. Deswegen kam ich wohl auch gut mit ihnen klar. Und es war nicht so, als ob ich nach Dingen gesucht hätte, die alt waren.

BR: Am Anfang hattest du auch kein Geld, um etwas Neues zu kaufen.

RR: Im Grunde brauchte ich das auch gar nicht. Und du hast recht.

Ich glaube nicht, daß sich meine künstlerische Arbeit so entwickelt hat, weil ich arm war. Ich war noch nie in der Lage, mit Geld umzugehen. Damals wie heute.
BR: Du bist kein Finanzgenie. Glaubst du, daß das Wissen um all diese Kulturen dich beeinflußt?
RR: Absolut. Oder zumindest hoffe ich das. Ich habe wirklich Angst davor, daß die Welt viel zu bekannt wird oder daß sie zu klein oder zu ähnlich wird. Indem wir uns die Bilder, die es gibt, aufteilen, bewahren wir sie auf, um sie anderen Leuten zu zeigen. Denn sonst enden sie später alle im Nylon, fünfzig Jahre, nachdem es kein Nylon mehr gibt. Während ich in Tibet war, habe ich mir keine tantrische Kunst angeschaut. Die Chinesen haben, nachdem Tibet annektiert worden ist, vor allem den größten Teil der Tempel zerstört. Das, was sie nicht zerstören konnten, findet man jetzt in Nordindien, weil die Leute, die mit dem Leben davongekommen sind, ihre teuersten Schätze mitgenommen haben. Ich habe kein einziges Stück tantrischer Kunst gesehen. Obwohl ich nicht weiß, was sich unter den Matratzen der Leute versteckt.
Für mich bestand der Aufenthalt in Tibet aus sehr lebendigen Beziehungen zu Menschen. Es war eine Bestätigung der Tatsache, daß es, egal welche Sprache man spricht oder Sitten man hat, eine grundsätzliche Liebe zwischen den Menschen gibt. Ich weiß, daß sich das zu einfach anhört, aber das war in Tibet spürbar. Diese Leute sind durch und durch liebenswert – vielleicht weil die Luft so dünn ist, weil ihr Leben so hart ist oder weil sie religiös so erfüllt sind. Alles, was man macht, egal wie kalt, wie heiß oder wie staubig es ist, ist voller Freundschaft. Wenn man in China mit irgend jemandem eine Art von Verhältnis haben wollte, dann mußte man mit jemandem sprechen, der seine eigene Kultur fast ganz verloren hatte, vielleicht sogar mit einem, der politisch umstritten war.
Als ich das erste Mal in China war, vor ungefähr acht Jahren, habe ich die Provinz Anhui besucht. In kommunistischen Ländern gibt

es immer nur ein Hotel, das Ausländer aufnimmt. Da gibt es Spargel aus der Dose, und eine Stange davon wird auf einen toten Salat gelegt, den man sowieso nicht essen soll. Anhui war da anders, weil sich dort keine Touristen aufhalten sollten. Da ist zwar ein Bus durchgefahren, aber man sollte nicht bleiben. Ich war dort fünf Wochen lang. Ich habe an einem Projekt in der ältesten Papiermühle der Welt gearbeitet. Eigentlich wollte ich in der Mühle selbst arbeiten, aber das war ausgesprochen umstritten. Man ließ mich nie dort hinein. Man hatte versucht, den Papiermühlenexperten dazu zu bringen, das Papier im Gästehaus herzustellen, aber er weigerte sich, dort zu arbeiten. Er sagte, daß er außerhalb der Mühle nicht produzieren könnte. Ich weiß nicht, was mit ihm passiert ist. Es ist nicht ratsam, jemandem in China zu widersprechen. Es war wunderbares, unfertiges Papier. Aber als wir in China waren, lernten wir auch die andere Seite der menschlichen Natur kennen, die nicht so menschliche. Die Leute dort waren mehr oder weniger auf Leblosigkeit eingestellt. Es konnte gar keine geringere Rolle spielen, was für ein Geschlecht man war – es gab keine sexuellen Aktivitäten, und deswegen war es auch egal, wie man aussah, roch oder ging. Während dieser fünf Wochen kam der monatliche Film in die Stadt, und es gab nur eine begrenzte Anzahl von Plätzen. Wir wurden bevorzugt, weil wir Ausländer waren. Was dann so sehnlichst erwartet wurde, war ein Spiel der chinesischen Frauen-Volleyball-Mannschaft.

Diese Erfahrungen in China habe ich immer mit den Erfahrungen mit den Tibetanern verglichen, die einem manchmal auf der Straße einen Benzinkanister voll mit *chung* schenken. Es gehört zu ROCI, daß man nicht nur gezeigt bekommt, wie die Menschen ihre Religion ausüben und wen sie verehren, sondern was sie essen, was sie trinken und wie sie ihre normalen Alltagsdinge verrichten.

Das war noch vor dem neuerlichen Umbruch – bevor sie mehr Freiheiten hatten, sich am Westen orientierten und etwas kapitalistischer wurden. Besonders weit ist man so aber auch noch nicht gekommen.

BR: Als ROCI vor acht Jahren dorthin kam, hatte sich da schon etwas verändert?

RR: Es war genau zu dem Zeitpunkt, als alles etwas offener wurde. Meiner Meinung nach waren die Pläne für Veränderungen verantwortlich dafür, daß ROCI überhaupt für sie akzeptabel war. Wir glauben sogar, daß die neuesten Studentenunruhen nur Teil einer politischen Kosmetik sind, um sie toleranter und offener erscheinen zu lassen.

BR: Wo hast du dich auf all deinen Reisen am wohlsten gefühlt? Wo hast du dich sehr fremd gefühlt?

RR: Chile war eine Enttäuschung. Es war sehr aufregend. Als wir das erste Mal für Voruntersuchungen dort waren, trafen wir uns mit Intellektuellen und Politikern. Zwischen ihnen gab es keine Gemeinsamkeiten außer Haß, Wut und Angst. Auf beiden Seiten. Die Dichter und Maler sagten alle, daß sie allein der Kirche trauen könnten. Aber das Museum, in dem wir ausstellten, war eins der schönsten Museen, das ich je gesehen habe. Wenn es nicht von Eiffel gebaut worden ist, dann ist es zumindest von ihm entworfen. Damals glaubte ich, daß es wahrscheinlich das eindrucksvollste Museum gewesen wäre, in dem ROCI jemals ausstellen würde, aber es war staatlich.

BR: War Pinochet damals schon Diktator?

RR: Das ist er immer noch.

BR: War das nicht etwas merkwürdig für dich?

RR: Schrecklich. Meine Sympathie für die Chilenen konnte gar nicht größer sein. Alles wird zensiert. China ist da nichts gegen die Art, wie Pinochet Chile kontrolliert. Fast immer gibt es irgendwie eine kleinere Revolution, brennende Reifen auf den Straßen. Wie in Dantes »*Inferno*«.

Die Intellektuellen, Maler, Dichter, Künstler, die sensiblen Leute, die zum positiven Teil der Bewegung gegen Pinochet gehörten, konnten nicht verstehen, daß wir an einem staatlichen Ort ausstellten. Ich erzählte ihnen, daß es in der Natur von ROCI liegt, unpolitisch sein zu müssen, um funktionieren zu können. Das ist kein Doppelspiel, weil es voraussetzt, daß man mit beiden Seiten zurechtkommt.

BR: Aber das ist nicht apolitisch. Das Interessante ist doch, daß ROCI politisch zu sein scheint.

RR: Weil Kunst eben politisch ist. Kunst zielt immer auf humanitäre Dinge ab.

BR: Aber du bringst ROCI doch in so viele Länder, wo es entweder eine Diktatur der Rechten oder eine Diktatur der Linken gibt.

RR: Das ist die Idee. In Helsinki war das eine ganz normale Ausstellung, aber sie war einflußreich, weil Rußland so nahe ist. An dem Tag, als meine Ausstellung eröffnet wurde, gab es plötzlich überall rote Flaggen. Das hatte nichts mit mir zu tun. Am nächsten Tag sollten Wahlen stattfinden, und die Russen wollten, daß so viele Kommunisten wie möglich gewählt wurden. Ich habe keine anderen Flaggen gesehen. Der Druck dort ist wirklich groß. Die Finnen haben ihr Land gerade erst sowohl von den Schweden als auch von den Russen zurückbekommen. Das ist gerade siebzehn Jahre her.

Zurück zu Chile. Die Intellektuellen und die anderen bestanden darauf, daß ich der Kirche, die natürlich katholisch ist, die Ehre erwies. Ich sagte ihnen, daß ich das nicht könnte, selbst wenn ich der Meinung wäre, daß die Kirche ein guter Ort für eine Ausstellung wäre. Ich bin mir wirklich nicht sicher, ob ich nun lieber in einer Kirche ausstelle oder in einem staatlichen Gebäude. Ich würde möglicherweise lieber in einem Flughafen-Hangar oder an irgendeinem großen, neutralen Ort ausstellen. Aber auf so etwas hatte ich keinen Zugriff. Das Museum gehört dem Volk, und außerdem, hast du schon mal eine Kirche mit zuwenig Kunst gesehen – ganz besonders eine katholische?

BR: Ist das wahr, daß du indianische Vorfahren hast?
RR: Ja. Die Mutter meines Vaters war eine Chirokesin. Sie starb vor meiner Geburt. Mein Großvater hat dann noch mal geheiratet – Liza. Sie hat meinen Vater, ihren Stiefsohn, gehaßt. Sie hatte zwei eigene Kinder. Mein Vater wurde als Siebenjähriger auf eine andere Farm gebracht, um dort zu arbeiten. Auf Fotografien sieht er indianisch aus. Aber das ist meistens übergangen worden, weil das keine sonderlich schicke Sache war, eine Indianerin geheiratet zu haben. In Texas eine Chirokesin zu sein, ist das gleiche wie ein Italiener in Schweden.
BR: Hast du dich nicht mal für indianische Dichtung interessiert?
RR: Ich glaube, daß man das nicht vermeiden kann, wenn man ein bißchen neugierig ist. Genauso wie unser gemeinsames Interesse für Tantrik und mein Interesse am Buddhismus und so was. Die Indianer haben sicherlich einen sehr reichen Schatz an ästhetischen und faktischen Informationen.
BR: Ihre Einstellung zur Kunst ist sehr praktisch bestimmt.
RR: Religiös und funktional. Ihre Zeichnungen sollten die Jagderfolge verbessern, spirituell und auch faktisch, und sie waren Geschichtsschreibung, allgemeine und persönliche, so daß sie auch von anderen Stämmen und anderen Generationen verstanden werden konnten.
*Opal Gospel*, eine spezielle lichtdurchlässige und sich farblich verändernde Arbeit, dokumentiert zehn indianische Geschichten, Lieder und Psalmen. Sie kann sofort gelesen oder auch erfühlt werden.
BR: Die Idee, daß Kunst eine Doppelrolle innehat – sie kann sowohl schön sein als auch etwas bewirken –, ist keine westliche Idee. Irgendwann hat Kunst seine religiöse Bedeutung verloren, sie wurde einfach Kunst. Das sollte nur schön sein und nicht mehr. Deiner Vorstellung nach sollte sie mehr sein.
RR: Sie sollte immer eine Form von Therapie sein!

BR: Katharsis?

RR: Wenn du in einem Haus sitzt mit einem Kunstwerk, das dein Leben nicht verändert, dann solltest du entweder umziehen oder deine Sammlung verändern. Ich neige dazu, mich bewußt in die eine oder andere Richtung zu bewegen. Immer die gleiche Art von Kunst zu machen, ist so einfach, daß beim Betrachter nichts mehr in Erinnerung bleibt außer der Begegnung damit. Ändert man den Stil, dann wird das gleich so kompliziert, daß man sich unmöglich daran erinnern kann. Kann man sich erst mal ein Kunstwerk bildlich vorstellen, kann man sich genau daran erinnern, dann ist dieses Kunstwerk tot. So etwas haben Reinhardt oder Rothko, oder auch ganz bestimmt Barney Newman nie gesagt, weil sie es nicht wagen würden. Aber ich habe das Gefühl, daß es genau das ist, was sie wollen. Sie wollten immer so eine schwer erfaßbare Präsenz eines Kunstwerkes, ohne Körperlichkeit. Ich will aber auch diese Körperlichkeit. Mit meinen ROCI-Bildern bin ich schizophren genug, den Leuten fast so etwas wie Kunstgeschichte zu bieten – alles natürlich im Rahmen meiner eigenen Arbeiten –, weil mein Appetit, Dinge auszuprobieren, unstillbar ist.

BR: Beziehst du das auf die historischen Bilder, die du in deine Arbeit miteinbezogen hast?

RR: Nicht nur das, sondern auch, wie sie sich entwickelt haben, zum Beispiel die »Jammers«, die ich aus wunderschönen Seidenstoffen gemacht habe. Aber vielleicht nehme ich das nächste Mal Kartons vom Island Store, um darauf zu malen. Weil ich mir keine Vorurteile bezüglich meiner Materialien erlaube, gibt mir das eine Freiheit, die vielleicht durch den Einfluß von Matisse' Odalisken und den Gebrauch von reinen Farben trainiert worden ist.

Ich dachte, es wäre elitär, importierte Seide und gefärbte Saris zu benutzen. Aber ich habe erfahren, daß schon der Besitz von einem einfachen, bunten Fetzen ein ärmliches Dasein verbessert. Ich glaube, Matisse hat in seinen frühen Nizza-Gemälden begonnen, mit schönen Farben zu experimentieren. Er hatte vielleicht das

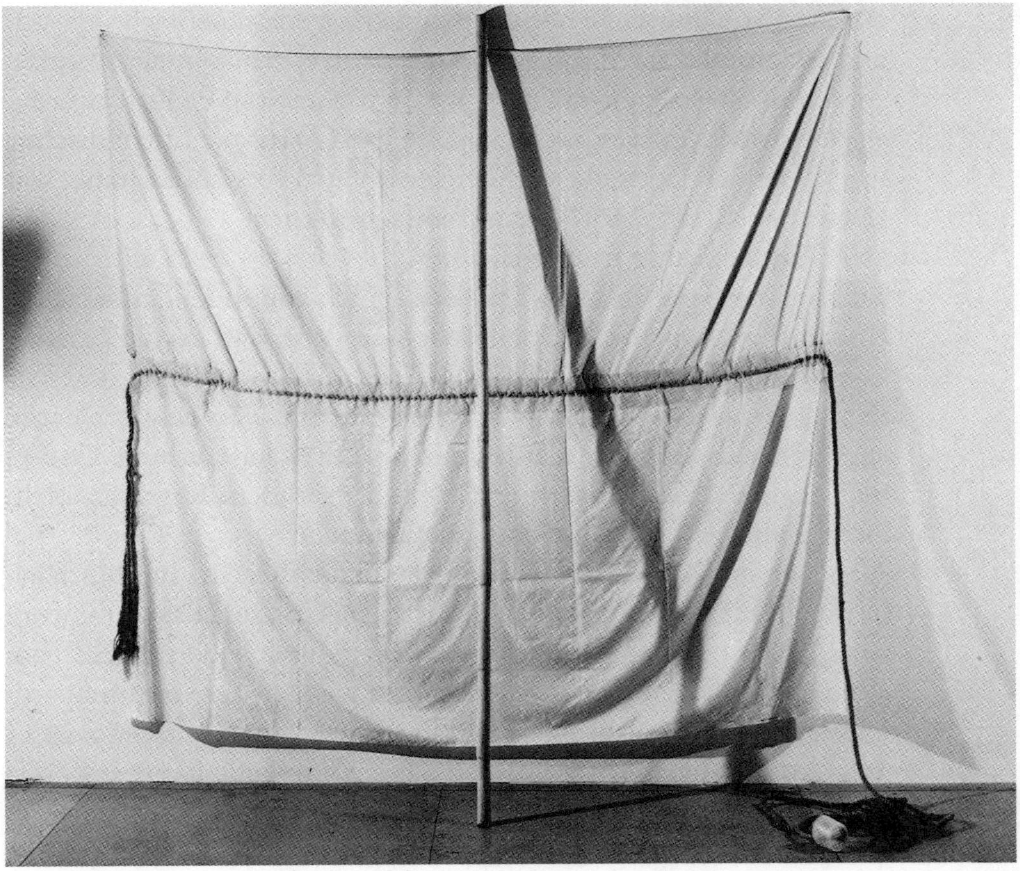
Embargo, 1976 (Jammer)

gleiche Problem wie ich – daß nämlich, wenn eine Farbe zu klar und zu unmittelbar in ihrer Brillanz ist, sie vielleicht nicht so ernstgenommen werden kann, als wäre sie vorher vom Gehirn »durchgekaut« worden. Danach hat er sich mit *Odalisque* orientalischen Einflüssen hingegeben. Nachdem er erst mal verstanden hatte, was Exzeß bedeutet, konnte er ganz einfach werden.

BR: Und da bist du jetzt auch?

RR: Bei der Serie »Shiners« habe ich mich hauptsächlich mit dem Kontrast zwischen der Oberfläche und dem, daß sie die gesamte Umgebung durch das Licht in Reflexionen absorbieren, beschäftigt – wie mit Spiegeln (ich war schon immer davon besessen), weil ich nicht will, daß das Kunstwerk auf der Wand aufhört. Und es muß irgendwie dokumentieren, was sich in dem Raum abspielt, und flexibel genug sein, darauf zu reagieren.

Wenn es statisch wird, funktioniert es nicht mehr. Ich bin nach fünfzehn Jahren noch mal in die Uffizien gegangen (das war vor ein paar Jahren, als ich durch Florenz fuhr) und habe mir ein paar meiner Lieblingsbilder angeschaut. Sie wirkten viel unmittelbarer und frischer als vor zwanzig Jahren, als ich sie das letzte Mal gesehen hatte. Gemeinsam war ihnen diese vibrierende Exzentrik, was sie wohl zu Bastarden gemacht hat.

BR: War die Reise nach China deine erste außerhalb Westeuropas?

RR: Nein. Ich war vorher schon mit Cunningham und Cale in Ahmadabad gewesen. Dort und in ganz Indien haben wir unsere Repertoire-Arbeiten gezeigt.

BR: Warum hast du dich immer so sehr mit Performance beschäftigt?

RR: Weil sie lebt. Ich weiß, daß ich Maler, Bildhauer und Fotograf bin, aber alle Instrumente, mit denen ich in den verschiedensten Medien arbeite, scheinen mich einzuschränken – ausgenommen reflektierende Oberflächen, Licht und alles das, was den Raum und die Präsenz anderer Aktivitäten wieder miteinbezieht. Ich beneide Performances, denn wenn man nicht anwesend ist, gibt es auch keine Show. Sie sind so gut, wie die Post, die man am Morgen bekommen hat. Sie sind zeitlich begrenzt, und Zeit kann die Sache verändern. Den Rest meines Lebens werde ich mit Tänzern zusammenarbeiten. Zur Zeit arbeite ich sehr eng mit Trisha Brown zusammen. Trisha hat gerade erst ein Interview gegeben, in dem sie gesagt hat, daß ich jedes Jahr 500 neue Ideen für Stücke habe. Trisha erzählte mir später, daß sie dem Interviewer eigentlich gesagt hatte, daß ich eine Million Ideen pro Jahr hätte. Ich beschäftige mich also immer noch mit Performance.

BR: Du hast doch für eine kurze Zeit selbst Performances gemacht.

RR: Ich genieße die Risiken, die Performances erfordern. Ich mag lieber Tanz als Musik oder Oper. Man muß sich nur vorstellen, wie oft der eigene Körper nicht in der Lage ist, die außergewöhnlichste Idee, die man je hatte, in die Tat umzusetzen; oder man hat die Idee ein wenig zu spät und kann sie nicht mehr umsetzen. Man kann beim Tanz aber den Körpern anderer Menschen etwas befehlen, und das ist fast so gut, aber die Wahrscheinlichkeit, daß alles exakt in einem Moment zusammenkommt, ist statistisch definitiv unwahrscheinlich.

BR: Deine Arbeit ist Interaktion – sie ist Ausdruck einer Begegnung mit irgend etwas, und du tauchst in das Material oder das Bild oder was auch immer ein, aber du planst eine Arbeit nie im voraus. Es gibt keinen Plan und keine Skizze. Es ist der reine Prozeß. Das hat, glaube ich, mit Abstraktem Expressionismus zu tun. Es ist der Prozeß. Bis du etwas abgeschlossen hast, weißt du nicht, was es ist, und es ist fertig, wenn du entschieden hast, daß es fertig ist. Ich glaube, das ist ein wichtiger Aspekt deiner Arbeit.

RR: Ich glaube, wenn ich male, dann denke ich sozusagen »mit angezogener Handbremse«, und wenn ich etwas Merkwürdiges rieche, dann stelle ich einfach die Zündung ab.

BR: Wenn man sich deine Bilder anschaut, dann sind die Bilder offensichtlich; es sind Anspielungen wie in der Dichtung.

RR: Das sind Fakten. Das sind alles Fakten.
BR: Sind sie alle zusammen, addieren sie sich zu etwas, was nachvollziehbar ist.
RR: Der Kopf fügt das alles zusammen.
BR: Du bringst Sachen zusammen, die sich selbst zusammenfügen. Was ich an Schnabel und Salle nicht mag, ist, daß ihre Bilder zusammenhanglos sind, nur um zusammenhanglos zu sein. Sie sind nie nachvollziehbar. Die einzelnen Teile kommen nie zu einem Gefühl oder zu einem Ding zusammen. Deine Bilder sind Eisenstein-Montagen – nicht Collagen, sondern Montagen. Dieses Bild und jenes Bild produzieren im Kopf ein Gefühl. Das Gefühl ist dabei das dritte Glied. Am Zusammentreffen dieser Bilder ist nichts Offensichtliches.
RR: Oder Festgelegtes. Ich vermeide es, Bilder zu benutzen, die besetzt sind. Macht man das, ist es nur eine Illustration.
BR: Heute fehlt in der Malerei jede Poesie. Deine Kunst hat Poesie. Ich glaube auch, daß Jasper Johns Kunst Poesie hat. Das große Ende kommt, wenn die Poesie verlorengeht. Poesie bedeutet für jeden etwas anderes, aber sie ist entscheidend.

Wann hattest du die Idee für ROCI? Wann hat das angefangen?
RR: Das war bei einer Ausstellung in der Ace Galerie. Die Pressekonferenz langweilte mich, und dann kam mir die Idee.
BR: Was hast du auf der Pressekonferenz gesagt?
RR: Ich sagte in etwa, daß mich Galerien oder Museen nicht interessieren. Ich würde lieber allein mit Leuten in den verschiedensten Ländern zusammenarbeiten, und genau dorthin wolle ich.
BR: Ich überlege mir gerade, in welchem Jahr das wohl war.
RR: Vermutlich in den späten Siebzigern.
BR: Hat ROCI nicht dort weitergemacht, wo EAT aufgehört hat? Zum Beispiel, daß man Videos von Dritte-Welt-Kulturen gemacht und vertrieben hat, um grundverschiedene Kulturen zusammenzubringen.

RR: Video ist ja nun kaum Hochtechnologie, und außerdem waren das nicht Dritte-Welt-Länder, sondern Krisengebiete.
BR: Aber so etwas hat vor 1950 nicht existiert – die Aufnahme-Prozesse und die mechanischen Strukturen. Für mich ist ROCI die Fortsetzung von bestimmten Reizen, die dich auch dazu brachten, dich mit Kunst und Technologie zu beschäftigen. Alle anderen haben das am Wegesrand liegen lassen, während du dort immer noch weitermachst.
RR: Für mich ist das subversiv.
BR: Es verstößt natürlich gegen die Warenstruktur des Marktes. Konzeptkünstler wollen das auch.
RR: Sie haben ihre Lofts nicht mehr verlassen, seit sie diese Idee hatten!
BR: Der Punkt ist doch, daß sie den Markt nicht zerstört haben. ROCI untergräbt den Markt auf eine gewisse Weise. Deswegen ist das wirklich subversiv. Die Idee, daß du bereit bist, das mit deinem eigenen Geld zu machen, macht allen anderen Schuldgefühle und angst. So etwas macht man nicht. Statt dessen soll man ein stinkreicher Künstler sein, der in palastartigem Prunk lebt.
RR: In diese Richtung hat sich meine Arbeit sowieso entwickelt.
BR: Das hat sehr viel mit dem Geist von EAT zu tun. Als du mit Billy Kluver zusammenkamst, hast du Billy zu vielem angespornt. Die Idee war, in die Welt zu gehen, Dinge zu tun und zu verändern, neue Elemente in neue Situationen einzubringen.
RR: Mit dem Widerspruch zwischen dem Ego des Künstlers und Technologie.
BR: Ich habe mehr als 50 Stunden von EAT auf Band. Irgendwann werde ich das mal jemandem geben, der damit was anfangen kann.
Das bringt mich auf den Gedanken von der kleinen Kunstwelt zurück. Erinnerst du dich an die »Destruction of Boston«? Frank Stella hat dich darin dargestellt. Ihr habt beide identische Regenmäntel getragen und Glühbirnen als Kopf.

RR: Er hat nie geredet. Und Viola Faber und Steve Paxton haben ein witziges Rollenspiel über einen Tag im Leben einer Frau und eines Mannes gemacht.

BR: Dann kam »Nine Evenings«, wo Mimi Kanarek und Frank Tennis mit elektronischen Schlägern spielten. Es war ein Experiment, aber EAT war kein Spiel, sondern Ernst. Es sollte ein Entwurf sein für das Verhalten von Menschen, wenn sie völlig frei sind. Die Gedanken veränderten sich durch die Interaktion, durch die Realität und durch das Gefühl von Verantwortung. Und dann das unglückliche Selbstverständnis der Firmen – zum Beispiel, als EAT während der Expo '70 auf Pepsi traf.

RR: Bei der Sache war ich nicht dabei. Ich hatte eine Arbeit im amerikanischen Ausstellungspavillon für Kunst und Technologie.

BR: Das war immer noch die gleiche Idee. Viele Dinge haben sich verändert, weil Wissenschaftler und Künstler zusammengearbeitet haben. Das Prinzip bestand darin, Variablen einzuführen, die eine Situation auf den Kopf stellten und Leute zwangen, diese auf eine andere Art und Weise zu betrachten. Aber in Indien hast du dich auch mit Fernsehen beschäftigt.

RR: Wir haben dort ein Video gemacht, das Information von Dorf zu Dorf übertragen konnte. Eine großartige Idee. In einem Dorf gab es Milch, während man in einem anderen verhungerte. Aber niemand wußte, wie man Käse macht, obwohl das wirklich sehr einfach ist. Der Käse konnte dann von Ort zu Ort reisen, während Milch verderben würde. Und die US-Regierung hat das in Washington gestoppt. Dort befand man es als subversiv, Ausländern etwas zu Essen zu geben, obwohl die technologischen Kenntnisse sie nichts kosteten. Man betrachtete es als politische Einmischung. Aber wir wollten nur Menschen vor dem Verhungern bewahren. Es wurde gestoppt, weil, obwohl wir keine politischen Absichten hatten, es später danach hätte aussehen können. Ich weiß nicht, wie viele Menschen gestorben sind oder wieviel Milch verdarb.

Aber ohne diese etwas abstrakte Vorstellung von dem, was Kontrolle ist – also wo Kunst aufhört, die Regierung eingreift und was Politik ist –, hätten wir auf unsere Weise etwas erreichen können.

BR: Das bringt mich auf eine andere Frage. Als du dann die Idee für ROCI hattest, wie hast du das politisch geregelt?

RR: Wir müssen uns unser unpolitisches Selbstverständnis bewahren, wenn wir irgendwo hingehen. Wir können uns nicht dafür interessieren, daß die aggressiven Antagonismen, die ganz organisch entstehen, wenn man die Welt in Freunde und Feinde aufteilt, bestehen bleiben.

Es hat mich fast zerstört, als die finanzielle Unterstützung für ROCI einen Tag, bevor ich vor den Vereinten Nationen über unsere Absichten sprechen wollte, gestrichen wurde – aber das ist Vergangenheit.

BR: Hast du die Rede vor den Vereinten Nationen gehalten?

RR: Ja. Eine wunderbare Rede. Du kannst eine Kopie davon haben.

BR: Wofür stehen die Initialen?

RR: *Rauschenberg Overseas Culture Interchange*, aber meine mehr als dreißig Jahre alte Schildkröte heißt auch Rocky.

BR: Lebt die Schildkröte noch?

RR: O ja. Die wird es noch geben, wenn ich schon längst weg bin.

BR: Du hast zur Zeit eine Ausstellung in Fort Myers in Florida. Du beschäftigst dich immer mit dem, was um dich herum passiert. Ich glaube, das ist wichtig.

RR: Das mache ich überall, wo ich auch hinkomme, und das mache ich gerne.

BR: Wo war die erste ROCI-Ausstellung?

RR: Die erste Ausstellung war in Mexiko. Ich hatte die Vorstellung, daß eine Reise nach Mexiko wie ein Ausflug aufs Land wäre. Vergißt man einen Hammer, kann man ja schnell nach Texas fahren

und einen holen. Und wir haben tatsächlich ein paar Dinge vergessen und sie in Texas geholt.
BR: Sind das immer die gleichen Arbeiten?
RR: Die Arbeiten wechseln ständig.
BR: Wie verhandelst du mit den Regierungen? Das wird ja nicht von den USA unterstützt.
RR: Das ist richtig. Don Staff von der Universität von Südflorida führt die meisten Verhandlungen. Dann machen Terry und ich uns auf den Weg, schauen uns die Bezugsquellen an und sammeln Materialien.
BR: War es jemals gefährlich?
RR: In Chile gab es gefährliche Situationen. Neben der Revolution, gab es auch noch zwei Erdbeben. Es gab ein weiteres Erdbeben, nachdem Terry und ich mit unserem Recherchen-Material (Videos und Fotos) und unserer Ausrüstung wieder zurückgekommen waren.
BR: Warst du jemals in einer Situation, wo dein Leben auf dem Spiel stand?
RR: Das war ich.
BR: Wann?
RR: Ich habe irgendeine nicht identifizierte Allergie. Das ist nicht so wie bei Andy [Warhol], der bloß im falschen Krankenhaus behandelt wurde. Wenn ich nicht richtig behandelt werde, muß ich sterben. Ich bin schon auf alles getestet worden.
BR: Was ist denn wo und wann passiert?
RR: Das war Silvester vor zwei Jahren.
BR: War es das erste Mal?
RR: Nein, aber es war wohl das letzte Mal, daß ich überlebt habe.
BR: Aber wann ist es das erste Mal passiert?
RR: Vor ungefähr vier Jahren. Aber auf jeden Fall bin ich reif, wenn ich nicht sofort in ein Krankenhaus komme.
BR: Macht dir das angst?

RR: Ja. Ich habe alles ausprobiert. Ich habe einen großartigen Arzt kennengelernt, der mir auch von einem Arzt in Tampa (was viel näher ist) erzählt hat, und es ist alles ausprobiert worden. Ich bin auf fünfhundert verschiedene Gifte getestet worden. Und man weiß immer noch nicht, was es ist. Ich glaube, es ist eine kleine Spinne. Aber es gibt nur zwei Spinnenarten, auf die man zur Zeit getestet werden kann.

BR: Hast du dein Leben verändert, um dich auf die Allergie einzustellen?

RR: Naja, ich habe jetzt immer einen Stock bei mir, wenn ich in den Dschungel gehe. Um mir den Weg freizumachen. Wo wir vom Dschungel reden, bei den Kulturen, die wir in Venezuela besucht haben, durften Frauen nur mit Frauen tanzen und Männer nur mit Männern. Kennst du irgendeine Frau, die an einem öffentlichen Ort eine andere Frau zum Tanzen auffordert?

BR: Jill Johnston hat mich einmal zum Tanzen aufgefordert.

RR: Ich hatte mal eine Party in der Lafayette Street 381 zu Ehren der »Swedish American Collection«. Henry Geldzahler saß an meiner Seite, und Prinzessin Christina saß auf der anderen. Wir haben unten in der Kapelle gesessen, und Jill Johnston hatte nicht gerade eine perfekte Drogenmischung intus. Das war doch jetzt sehr höflich? Ich habe sie der Prinzessin vorgestellt, und sie fragte die Prinzessin, was es genau heißt, eine Prinzessin zu sein. Christina sagte, daß sie die Frage nicht verstanden hätte. Jill sagte: »Ich meine, werden Sie König, wenn Ihr Vater stirbt?« Das war perfekt. Philosophisch. Eigentlich hätte Jill König sein sollen.
Man muß alles am Laufen halten und verändern, um Situationen zu schaffen, die Freude bereiten – für mehr Menschen. Mit ROCI habe ich unter anderem auch angefangen, weil ich deprimiert war. Ich hatte die Idee schon früher, aber da war es eher die Zusammenstellung einer Wanderausstellung. Erst nachdem ich in China war, machte mich die Untätigkeit depressiv. Das einzige Mal, daß ich in der Provinz Anhui etwas machen konnte, ohne daß mir jemand

folgte, war beim Abendessen. Ich habe einem der chinesischen Aufpasser gesagt, daß ich Fotos machen will, und dann konnte ich jeden Tag alleine raus, während die Aufpasser aßen. Keiner folgte mir, weil niemand das Abendessen verpassen wollte und alle zusammen aßen.

Zweierlei machte sie böse. Eigentlich dachte ich, es wäre so etwas wie Kritik an meiner Ästhetik, weil wir wirklich ein paar sehr merkwürdige Sachen gemacht haben – zum Beispiel haben wir eine Untertasse benutzt, um aus Hochzeitstüchern – normalerweise bekommt sie jeder nur einmal im Leben, und wir hatten an einem Tag sechzig aufgetrieben – Kreise zu schneiden. Aber niemand hat diese merkwürdigen Sachen auch nur angeschaut, von denen ich annahm, daß sie sie verrückt machen würden. Aber was sie störte, war die Tatsache, daß ich nie zu Abend aß und so spät nachts arbeitete.

BR: Da zählen Ordnung und Disziplin.

RR: Und das hat sie auch deprimiert. Das hatte nichts mit Politik oder so was zu tun, sondern mit dem ewig gleichen Strickmuster ihres Lebens. Ich fand das sehr traurig. Dann aber hat mich das sehr motiviert, an ROCI zu arbeiten. Ich wollte soviel sehen wie möglich, um es den Chinesen zurückzubringen, sie in Kontakt zur Außenwelt zu bringen. Wie ich schon sagte, wir haben das Ganze in Mexiko angefangen, und dann sind wir weiter nach Chile und Venezuela.

BR: Ich weiß, daß du gut mit unvorhergesehenen Ereignissen klarkommst. Als Trisha Browns Bühnenbild nicht in Neapel angekommen war, hast du da nicht Weihnachten 1986 das ganze Bühnenbild in drei Tagen gebaut?

RR: Wir haben Objekte einfach als Ersatz für das Bühnenbild genommen.

Das Bühnenbild war auf See verlorengegangen. Ich habe dann mit einem Übersetzer einen Lastwagen gemietet und bin dabei von ein paar Neapolitanern übers Ohr gehauen worden. Ich habe den

Lastwagen beladen, das Zeug auf die Bühne geschmissen und dann mit Nieten, Bolzen und Röhren angefangen zu arbeiten.

BR: Das waren Metallreste, die du gefunden hattest?

RR: Ja, und noch ein bißchen Stoff. Der Tanz war sehr kompliziert, laufend wurden Dinge rein- und rausgebracht. Trisha hatte nicht genug Zeit, die Tänzer an eine neue Bühnendekoration zu gewöhnen, und deswegen mußte ich mich mit dem Platz der verschwundenen Bühnendekoration von Nancy Graves begnügen. Als Trisha dann die eigentliche Bühnendekoration bekommen hatte, mußte sie sie auch benutzen. Aber ich wollte nicht, daß Trisha die Kosten für die Verstauung der Objekte übernahm. Ich habe dann Lucio Amelio gebeten, die Sachen zu lagern. Ich würde sie mir dann noch mal ansehen und zum Zeitvertreib daraus Kunstwerke machen. Wären die einzelnen Teile nicht alle auch echte Kunstwerke gewesen, hätte die Dekoration gar nicht gewirkt. Das wäre wie ein Museum mit einzelnen, voneinander getrennten Werken gewesen. Ich habe das Bühnenbild sehr allgemein gehalten.

Auf dem Abfall habe ich zum Beispiel drei Kisten voll mit alten entwerteten Autonummernschildern gefunden. Ich habe sie hinter die Bühne gestellt und bin dann am Abend gegen elf Uhr nach Hause gegangen. Als ich am nächsten Tag wiederkam, war nur noch ein kleiner Haufen von drei Kisten übriggeblieben. Mir war klar, was passiert war – entweder legalisierten sie mit der letzten Nummer ihre eigenen Nummernschilder oder benutzten sie selbst, weil sie keine eigenen hatten. Die brauchten nur noch ein bißchen Kaugummi, um einen neuen Aufkleber draufzumachen. So eine Polizei wie in Neapel gibt es nicht noch einmal. Ganz besonders die Verkehrspolizei. Ich habe keine Ahnung, ob sie nun alle Schwerverbrecher sind oder nicht.

Für mich sind alle Objekte individuell, und darum, glaube ich, geht es in meiner Arbeit. So ein Objekt wird zum Freund. Ich will wirklich nicht dumm klingen. Ich meine damit nicht, daß so ein

Objekt menschliche Qualitäten annimmt, aber wenn man etwas wiedererkennt, hat es ein Unterscheidungsmerkmal. Es ist einzigartig. Und alles, was einzigartig ist, verdient Respekt.

BR: Du hast gesagt, daß du ein zärtliches Verhältnis zu deinen Materialien entwickelst.

RR: Richtig. Die nächste Stufe ist Zärtlichkeit. Obwohl es nur eine alte Dose ist, hindert mich das nicht, mich in sie zu verlieben. Ich verändere mich ständig. Plus der Tatsache, daß ich so etwas wie Zimmerservice mache. Ich bringe Ausstellungen von einem Land ins andere, um zu zeigen, wie andere leben. Ich bin in der Kommunikations-Branche tätig. Vorgestern habe ich einen Brief von einem Nobelpreisträger aus Kuba bekommen. Er hat mir geschrieben, um ROCI nach Kuba zu holen. Gestern habe ich einen Brief aus Kuala Lumpur erhalten.

BR: Du hast eine spezielle Art von Eigensinn. Wenn die Öffentlichkeit allmählich beginnt, deine Arbeit zu begreifen und zu schätzen, macht es dir Spaß, die Richtung zu ändern.

RR: Das ist fast reaktionär.

BR: Woanders wird das Dialektik genannt.

RR: Ich tue mir das immer an, wenn ich das Gefühl habe, daß ich stilistisch zu erfolgreich werde.

BR: Vielleicht hat das mit deinem messianischen Konzept zu tun.

RR: Was meinst du damit?

BR: Das du alle retten willst. Das machst du immer. Du nimmst Menschen unter deine Fittiche. Es ist auch ein Weg, über dich selbst nachzudenken.

RR: Ich habe einmal gesagt, daß ich mit der Kunst aufhören würde, sollte ich jemals wirklich erfolgreich sein. Aber ich bin mir sicher, daß es soweit nicht kommen wird.

BR: Vielleicht weil du so schüchtern bist. Dafür, daß du so im öffentlichen Leben stehst, bist du immer noch sehr sensibel.

RR: Die Regeln werden sehr durch die Galerien bestimmt. Als es noch viel weniger Galerien gab, kommunizierten die Künstler viel stärker miteinander. Das war die einzige Möglichkeit, gemeinsame Erfahrungen zu machen. Kunst schien damals gefährlich zu sein. Heute, im weichen Bett des Erfolgs und mit fünfhundert Galerien auf jedem Quadratmeter von New York, ist es viel zu leicht, sich behaglich zu fühlen.

BR: Du hast eine Auszeichnung für »National Achievement of Art« bekommen.

RR: Ja. Gelehrte und andere Leute, die auf ihren Gebieten – Sport, Musik, Kunst und so weiter – Herausragendes geleistet haben, sind eingeladen worden. Ich war der Repräsentant für Kunst. Ich habe den Studenten erzählt, was es heißt, Künstler zu sein, und warum sie vielleicht Künstler werden sollten. Ich habe ihnen erzählt, daß ich herausragende Reden von Mathematikern und Physikern – Gelehrten aller Richtungen – gehört hätte, die alle ihre Leistungen messen und kontrollieren könnten und sogar damit wachsen, und ich schloß damit, ihnen zu sagen, daß es in der Kunst nichts gibt, was man messen kann. Sie ist abhängig von der Zeit, der Intensität und der Hingabe, die man investiert. Und das alles verlangt natürlich Opfer, weil die Belohnung auf sich warten läßt. Ich habe ihnen gesagt, wenn ihr es irgendwie vermeiden könnt, Künstler zu werden, dann macht das. Und wenn ihr glaubt, daß es unvermeidbar ist – viel Glück.

BR: Aber du weißt doch, daß du so geformt worden bist, weil du in ständiger Opposition zu einer sehr autoritären Persönlichkeit gestanden hast, und das war wichtig, weil es heute keine autoritären Persönlichkeiten mehr gibt. Wem kann man denn noch widersprechen? Du hattest zumindest noch Albers, und du konntest dir selbst sagen: Was immer er sagt, ich mache das Gegenteil davon. Heute gibt es nichts, gegen das man rebellieren kann. Es gibt keine klaren Aussagen, die man bekämpfen und durch etwas Neues ersetzen muß.

RR: Es gibt aber doch sehr viele oberflächliche Aussagen.

BR: Ich glaube, das Problem liegt darin, daß es keine klaren Symbole mehr gibt. Weil eine Erfindung, zumindest eine sinnvolle Erfindung, normalerweise im Gegensatz zu den Regeln steht. Es gibt keine Regeln. Wenn es keine Regeln mehr gibt, wie kann man sie verletzen?
RR: Darüber haben wir schon früher, als es um das Versagen ging, gesprochen. Ich glaube nicht, daß es irgendeinen Künstler gibt, der Versagen als einen wesentlichen Bestandteil seines Erfolges betrachtet.
BR: Das würde sich heute niemand trauen. Weil alles meßbar ist. Es ist alles quantifizierbar. Ich fühle mich heute gut, weil ich weiß, daß ich erfolgreich bin. Diese Vorstellung von Erfolg, glaube ich, ist sehr negativ.
RR: Ich glaube, das ist tödlich.
BR: Man kann nicht mit dem Erfolg herumexperimentieren. Ein Experiment hat nichts mit Erfolg oder Versagen zu tun.
RR: Erfolg gehört zur Vergangenheit. Die Gegenwart muß bedroht sein. Es ist egal, was bedroht ist, ob es nun die Kunstgeschichte ist, die bedroht ist, oder ob es der eigene Ruf ist, der bedroht ist.
Vielleicht bin ich fast so weit, der Priester zu werden, der ich schon damals in Port Arthur werden wollte. Aber natürlich auf eine andere Art und Weise. Ich bin heute universell.
BR: Das genau ist doch ein Priester.
RR: Das ist das, was ein Priester sein sollte.
BR: Eine universelle Botschaft.
RR: Guck mal, da hinten ist ein Tümmler. Siehst du ihn?
BR: Wunderschön!
RR: Da ist noch einer!
BR: Siehst du – dich lenkt immer irgend etwas ab. Du hast immer alles im Blickfeld. Wenn du sagst, daß fast keiner mitbekommen hat, was du in der letzten Zeit gemacht hast – ROCI oder »Gluts« –, dann deswegen, weil du es vernachlässigt hast, darüber

grundsätzlich zu kommunizieren. Du hast einfach nur deine Arbeit gemacht und bist davon ausgegangen, daß man es schon mitbekommen sollte. Aber heute ist es so, daß nichts mehr von selbst bemerkt wird, selbst wenn dein Material das Medium sein mag. Ich denke nicht, daß du das wissen solltest. Ich möchte nicht, daß du dich veränderst.
Es ist interessant zu sehen, wie du dich entschieden hast, mit dem Wetter zu leben. Dein Haus zum Beispiel ist der Gnade der Golf-Stürme überlassen.
RR: Das Wetter beeeinflußt mich immer. Taifune haben uns überall in Japan verfolgt, und ich habe mehrere Erdbeben miterlebt.
BR: Etwas, was du in den Siebzigern nicht mitgemacht hast, war, daß du dein Leben nicht aufs Spiel gesetzt hast. Das war damals wahnsinnig. Du hast dich damit überhaupt nicht beschäftigt, wie zum Beispiel Chris Burden oder Richard Serra. Da waren körperliche Risiken ein Element der Kunst. Und das hat die Kunst verändert.
RR: Doch, das habe ich gemacht. Ich habe versucht zu leben, und es hat geklappt!
BR: In deinen Bildern gibt es keinen Tod. In Andy Warhols Bildern war alles Tod. Viele Künstler arbeiten mit Bildern vom Tod. Deine Kunst ist sehr risikoreich. Da gibt es viele merkwürdige Dinge, die gesagt oder getan werden, aber keine Bilder, die mit dem Tod zu tun haben.
RR: Es gibt gelegentlich einen Totenkopf, aber das muß nicht notwendigerweise etwas mit Tod zu tun haben.
BR: Es ist interessant, daß du in all den Jahren, in denen du ständig neue Richtungen in deiner künstlerischen Arbeit eingeschlagen hast, nie bei Bildern vom Tod gelandet bist. Viel Gefahr, aber kein Tod. Hast du jemals darüber nachgedacht?
RR: Nicht oft. Ich habe schon immer gesagt, daß der Tod nichts mit dem Leben zu tun hat. Das sind zwei verschiedene Dinge, und so sollte es auch sein. Wenn das unschuldig ist, soll es halt so sein.

Und Unschuld heißt nicht Jungfräulichkeit. Jungfräulichkeit besitzt man nur einmal. Unschuld muß man jeden Tag aufrechterhalten.

**Barbara Rose**, geboren in Washington, D.C., lehrte am *Sarah Lawrence College*, am *Hunter College*, an der *Yale University* und an der *University of California* in Irvine. Sie verfaßte u. a. *American Art Since 1900* und *American Painting: The Twentieth Century*, schrieb und edierte Artikel, Monographien, Museumskataloge und Anthologien. Sie schrieb für *New York, Art in America, Artforum* und andere Kunstzeitschriften und war Kustodin des *Museum of Fine Arts* in Houston. Heute arbeitet sie als Beraterin für *Partisan Review* und ist Mitglied des ›Visual Arts Committee of the Spanish Institute‹.

# ROBERT RAUSCHENBERG

# JAMILEH WEBER

ZURICH

Schanzengasse 10
Telefon 01/2617989 – Telefax 01/2518941

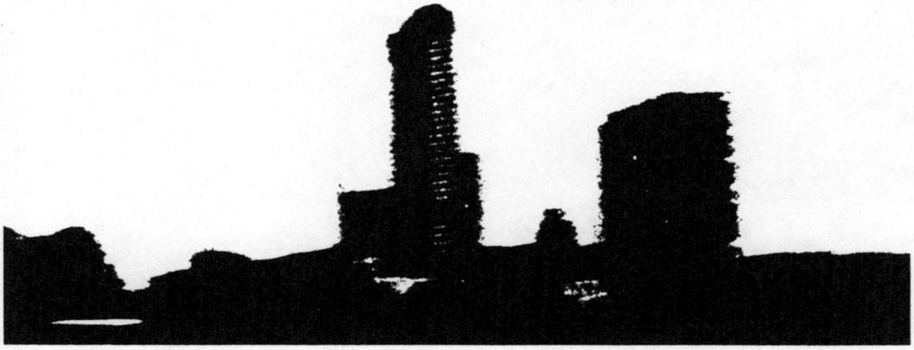